天下文化
BELIEVE IN READING

清單革命

不犯錯的祕密武器

The Checklist Manifesto

How to Get Things Right

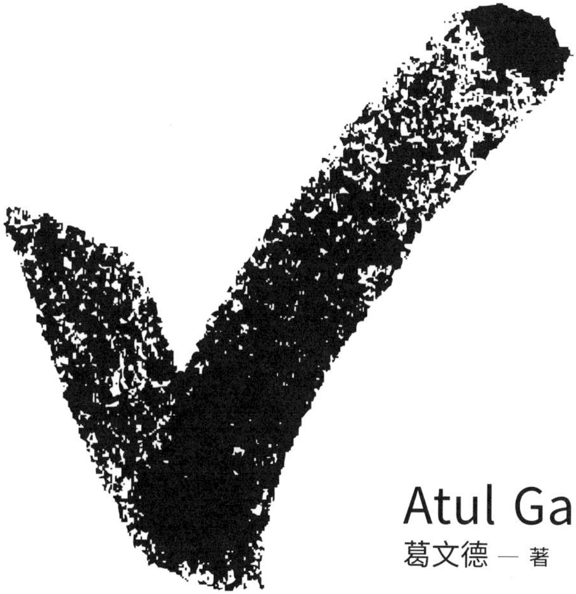

Atul Gawande
葛文德 — 著　廖月娟 — 譯

財團法人黃達夫醫學教育促進基金會 合作出版

合作出版總序

樹立典範：給新一代醫療人員增添精神滋養

黃達夫醫學教育促進基金會董事長
和信治癌中心醫院院長　黃達夫

我一直很慶幸這四十幾年習醫與行醫的生涯，適逢生命科技蓬勃發展，醫學進步最迅速的時期，在這段時間，人類平均壽命幾乎加倍，從戰前的四十幾歲增加到今天已接近八十歲。如今，我雖然已逐漸逼近退休年齡，卻很幸運地能夠與年輕的一代同樣抱著興奮的心情迎接基因體醫療的來臨，一同夢想下一波更令人驚奇的醫學革命。

我更一直認為能夠在探究生命奧祕的同時，協助周遭的人們解除疾病帶給他們的痛苦，甚至改變他們的生命，這種經常與病人分享他們生命經驗的職業，是一件極具挑戰性、極有意義的工作。在我這一生所接觸的師長、同僚和後輩中，我不斷地發現樂在工作的人，都是從照顧病人的過程中獲得滿足，從為病人解決問題的過程中找到樂趣。而驅使他們進一步從事教育、研究、發現的工作最強有力的動機也是為了解決病人的問題。自從我進入醫療工作後，因著這些典範的激勵，支持我不斷地往前走，也常讓我覺得能與他們為伍是個極大的光榮，更讓我深深感受到典範對我的影響力和重要性。

除了周遭生活中所遇到的典範外，我相信在每個人的生命中，必定也經常從書籍中找到令我們欽慕的人物和值得學習的經驗，這些人、這些觀察也常具有相同的影響力和重要性。因此，我過去曾推薦一些有關醫療的好書給天下文化出版社，建議他們請人翻譯出版，這次當天下文化出版社反過來提議與黃達夫醫學教育促進基金會合作出版有關醫療的好書，由基金會贊助提供給國內的醫學院學生和住院醫師時，我認為是件非常值得嘗試的工作，董事會也欣然認同這是件值得投入的事情，目前計劃每年出版三本書，給國內新一代醫療人員增添一些精神上的滋養，希望能激勵他們從醫療工作中找到生命的意義和生活的樂趣。

目錄

CHECKLIST

前言

專業知識愈龐雜，就愈容易出錯

知識不是那麼容易駕馭的，可以避免的錯誤還是一再發生，
不管是醫療、金融、商業或是施政，
在很多領域這樣的憾事還是屢見不鮮。
原因也愈發清楚了：知識的龐雜與複雜，已非個人能力所及，
因此我們無法正確、安全、可靠地把知識運用在實務上。

不久前，我和醫學院的一個老同學約翰聊天。他是舊金山一家醫院的一般外科醫師。我們和其他外科醫師一樣，一碰面就聊起各自在醫療最前線的見聞。他說，有一個人在萬聖節晚上的化妝舞會與人發生口角，肚子被戳了一刀，被送到他們醫院。

病人情況穩定，呼吸正常，不會痛似的，還醉醺醺，對創傷小組胡言亂語。

醫生用剪刀把他的衣服剪開，從頭到腳仔細檢查一遍，將他翻身，再看看背後。他身高中等，體重約九十公斤，大部分的肥肉都集中在肚子。刀傷在此留下一個五公分的切口，皮開肉綻，就像張開的魚嘴，掛著一條細細的、芥茉黃的東西——腹部的網膜脂肪（皮下脂肪則是淡黃色的）。創傷小組必須把他送進開刀房，確定他的腸子沒被割破，並幫他縫好傷口。

「我看還好。」約翰對同事說。

如果嚴重，他們早就飛也似地把病人推進開刀房，然後麻醉科醫師只能瞄一下病歷紀錄，就得幫病人麻醉，讓手術醫師盡快下刀。但這個病人看來不嚴重，他們還有時間好好準備。病人躺在創傷區的推床上，等開刀房通知。

有個護士注意到病人突然變得安靜了，但心跳很快，而且在翻白眼。不管她怎麼搖他，他都沒反應。護士呼救，創傷小組立刻跑過來。他的血壓很低，幾乎量不到。他們把管子插入他的氣道，把空氣輸送到他的肺部，打上點滴，給他大量輸液，並為他緊急輸血。但是，血壓依然很低。

現在，真的必須往開刀房衝了，他們推著推床在走廊上飛奔。護士忙著準備開刀器械，麻醉科瞄一下病歷，住院醫師把一大罐消毒藥水倒在病人的肚子上。約翰拿起一支粗大的十號刀，從肋骨籠到恥骨劃一大刀。

「電刀！」

他把電刀尖端插入皮膚底下的脂肪層，從上到下切開，然後分開腹部肌肉的白色筋膜，此時就可以看到腹腔裡面。沒想到鮮血突然冒出來。

「該死！」

到處都是血。那把刺傷他的刀至少有三十公分，穿透了皮膚、脂肪層、肌肉，越過腸子，從脊椎左側刺入主動脈。這條血管是人體最粗的動脈，從心臟延伸出來之後，如枴杖頭般跨越胸腔向下進入腹腔。

「想不到會這樣！」約翰說。另一位外科醫師趕來幫忙，用拳頭壓住主動脈傷口上方，以止住血液噴出。接著，他們想辦法修補傷口。約翰的同事說，自從越戰之後，他還沒看過有人被刀刺得這麼慘的。

這麼形容實在很貼切。約翰後來才知道，在化妝舞會行凶的那個傢伙正是打扮成軍人，還佩戴了一把長長的刺刀。

術後一、兩天，病人的情況仍不穩定，之後總算撐過去，保住一命。約翰一談起這個病人，就不由得搖頭嘆氣。

刀傷最難預料，凡是有人被刺一刀送進急診，醫生都得提高警覺，從頭到腳仔細為病人做身體檢查，不斷追蹤病人的血壓、脈搏和呼吸速率，注意病人的意識變化，並為他打點滴，請血庫備血，也要記得放導尿管，看尿液是否清澈……該做的都做了，只是沒有人記得問病人或救護人員是什麼樣的刀。

約翰莫可奈何地說：「誰想得到在舊金山還有人會用這樣的軍用刺刀？」

一定是有人做錯了什麼

他還跟我說另一個病人的故事。他在幫這個病人切除胃部腫瘤的時候，病人突然心跳停止。約翰記得自己盯著心臟監視器，問麻醉科醫師：「心跳是不是停了？」心臟監視器上那條平平的直線，就像監視器沒接好一樣。

麻醉科醫師說：「應該是有個導聯掉了。」要不是導聯沒接好，怎麼會開到一半突然沒有心跳？病人年近五十，健康向來良好，這顆腫瘤幾乎是在無意間發現的。這位病人本來只是去看咳嗽，順便提到他心窩有灼熱感。他跟醫生說，其實也不是心灼熱，就是最近老覺得東西卡在食道，下不去。醫師請他去做上消化道鋇劑X光攝影，結果，X光片顯現病人胃部上方長了顆大如老鼠的腫瘤，剛好像塞子，堵住通道。由於發現得早，腫瘤沒有擴散的跡象，唯一的治療方式就是胃部全切除。這可是大手術，大概要四個小時才開得完。

手術進行到一半，約翰順利把腫瘤切除下來，準備重建消化道，這時卻突然看見心臟監視器上的心跳呈一直線。他們以為是導聯掉了，檢查了一下，結果不是。麻醉科醫師也摸不到病人頸動脈的搏動。病人心跳真的停了。

約翰把病人身上無菌鋪單拉開，為他做胸部按壓，每次用力壓，病人的腸子就從手術切口凸出來。護士啟動「藍色代碼」的緊急求救訊號，表示開刀房有病人危急。

約翰說到這裡，停了一下，問我：「如果你是我，你會怎麼做？」

我想了一下。在長時間的手術當中的確可能出現心跳停止的情況。我認為最有可能的原因是大量出血。我說，我想我會先查查看是哪一個地方在出血。

麻醉科醫師也這麼說。但病人的肚子已經完全開敞，看不出有任何地方在出血。

約翰說：「但麻醉科醫師不相信。他一直喃喃唸著：一定是大量出血！一定是大量出血！」

事實就是沒有。

會不會是缺氧？我說，我會把氧氣濃度調到一〇〇％，檢查呼吸道是否暢通，同時把病人的血液檢體送去檢驗，看是否有任何罕見的問題。

約翰說，他也想到了。結果病人的呼吸道暢通，至於血液檢驗至少要二十分鐘後才有結果。病人可撐不了那麼久。

可能是氣胸嗎？看不出來。他們用聽診器細聽，肺音正常。

我說，那一定是肺栓塞。血栓跑到病人心臟，阻礙循環。這雖然很罕見，由於腫瘤切除的手術時間很長，還是有這樣的風險。萬一真是栓塞，那就得給病人打腎上腺素，看能不能使心臟重新跳動。不管如何，病人恐怕很難救得回來。

約翰說，沒錯，大家也都這麼想。他努力在病人胸部按壓了十五分鐘。心臟監視器上的線條還是一直線，看來凶多吉少。有一位趕來幫忙的同事是資深麻醉科醫師，一開始麻醉的時候，他還在，後來看沒什麼問題，就出去了。他一直在想：一定是有人做錯了什麼。

他問留在開刀房的那位麻醉科醫師，在心跳停止前的十五分鐘是否做了什麼？沒有。等一下。他想起來了，由於檢驗報告上記載病人血鉀濃度偏低，他就給病人打了一劑鉀離子。

我居然沒想到這個可能。血鉀濃度異常的確是心跳停止的一個重要原因。每一本教科書都寫得清清楚楚的。真不敢相信我竟然忽略了這點。血鉀濃度過低固然會使心臟停止，必須補充鉀離子，然而血鉀濃度太高，一樣會使心臟停止跳動——給死刑犯注射的藥物就含有高濃度的鉀。

資深麻醉科醫師說要看看裝鉀離子溶液的那個袋子。有人從垃圾桶把那個袋子翻出來。原來劑量錯了，給病人打的劑量多了一百倍，真是要命。

經過這番折騰，他們總算知道該怎麼做。雖然可能太遲，他們還是盡量去補救。他們給病人打胰島素和葡萄糖以降低鉀離子太高帶來的毒性，但這得再等個十五分鐘，才能發揮藥效。他們實在無法等那麼久，於是先給病人靜脈注射鈣離子，並讓他吸albuterol噴霧，好使血鉀濃度快一點降下來。血鉀降低了之後，病人就恢復心跳了。

這個打錯藥的事件讓開刀房的每一個人都嚇出一身冷汗，不知如何收場。他們不但差點把病人害死，連病人怎麼死的恐怕都不知道。這檯刀好不容易才結束。約翰走出開刀房跟家屬解釋開刀的經過。病人術後恢復得不錯，好像這次手術什麼都沒發生似的。這不只是病人運氣好，也是醫師的大幸。

為什麼我們會失誤？

外科醫師見面聊的，除了上述那些無可預期、驚險萬分的故事，有時也會提到挽回不了的遺憾。然而無論成功或失敗，都是我們在開刀房必然會經歷的。我們都認為自己可以掌握一切的情況，然而，聽了約翰說的故事，我開始思索：哪些的確是我們可以掌握的，哪些不是。

七〇年代有哲學家戈若維茲（Samuel Gorovitz）與麥金泰爾（Alasdair MacIntyre）以人類失誤的本質為題，發表了一篇簡短的論文。我第一次看到這篇文章的時候還是外科住院醫師，多年來我仍不斷思考這個問題。戈若維茲和麥金泰爾探討的問題是：為什麼我們會失誤？他們發現其中一個原因就是事情超出我們能力的範圍，換句話說，失誤是必然的。我們不可能是全知、全能的，即使科技可做為我們的助力，但身體與心靈的力量依然有限。我們仍無法全然了解與掌握這個世界和宇宙。

儘管有些事情已在我們的掌握之中，例如我們知道如何建造摩天大樓，可預知暴風雪的來臨，能救治心肌梗塞和刀傷的病人。然而，戈若維茲和麥金泰爾指出，在這些領域，我們還是會因為兩種原因出錯。

一是知識不足。由於我們擁有的知識有限，超出知識範圍的部分就會出錯。例如，我們還不知道有些摩天大樓要怎麼蓋，我們可能碰上無法預測的暴風雪，還有一些心肌梗塞的情況仍無法救治。另一個原因則是能力不足。在某些情況，我們雖然沒有知識不足的問題，但無法運用知識，把事情做好。因此，蓋好的高樓塌了，誤判暴風雪的徵象，救治刀傷病人時忘了問行凶者用的是哪一種刀子。

約翰提到的那兩個病例有如今日醫療的縮影，凸顯我們在醫療所面臨的困難。這些事也讓我想到古今醫療失誤類型的轉變。翻開歷史，在近代之前，我們對人體與疾病一直蒙昧無知。我們幾乎不知道疾病是怎麼回事，也不知道如何治療。一直到近幾十年，科學的進步才彌補了知識的缺口，然而我們還是得面臨能力不足的問題。

例如，直到一九五〇年代，我們還不知道如何避免心肌梗塞，也不會治療。我們甚至不知道高血壓會導致什麼危險，即使曉得，也不知道該怎麼治療。全世界第一種治療高血壓的藥物要到六〇年代才問世。這時，我們也才知道如何避免心肌梗塞，但我們還是不明白膽固醇、遺傳、抽菸、糖尿病與心肌梗塞的關係。

再者，如果有人心肌梗塞，我們也不知道該怎麼辦。病人喊胸痛，我們就給嗎啡，讓他舒服一點，或許再給一些氧氣，然後嚴格要求病人臥床休息幾個禮拜，連爬起來上廁所也不可以，以免脆弱的心臟承受不了。接下來，我們能做的只是禱告，希望病人病情好轉，可以出院回家。但即使好轉，也只是表象，問題仍未解決。

反之，今天我們已知道如何避免心肌梗塞。有效的方法至少有十來種，如控制血壓、以statin類藥物降低體內膽固醇並減少發炎、監控血糖變化等。一旦察覺心臟病的早期徵兆，就會請你到心臟科醫師那裡接受診治。即使你真的心肌梗塞，醫師也知道如何救你一命，甚至可以設法縮小心臟受損的範圍：我們有消除血栓的藥物，可以讓阻塞的冠狀動脈暢通；我們可用心臟支架和氣球擴張術把被堵塞的血管撐開；我們還可使用冠狀動脈繞道手術，利用一段血管繞過阻塞的冠狀動脈，讓血液流經新的血管供給心肌。當然，你有可能只需要氧氣、降血脂藥、阿司匹靈和降血壓藥，幾天後就可出院回家，回復以往的生活。

但我們現在必須面對的問題是能力不足，也就是知識的運用出了問題。就算只是為心肌梗塞病人選擇正確的治療方式也很難，資深醫師也不例外。此外，不管選擇哪一種治療方式，都會碰到很多複雜的情況和陷阱。例如，研究顯示，心肌梗塞病人如果能在進醫院九十分鐘之內接受氣球擴張術，存活率就高得多。超過九十分鐘，就比較不妙。換言之，打從一個胸痛的病人踏進醫院那一刻，在九十分鐘之內，醫師就得完成所有的檢驗，做出正確的診斷，擬定治療計畫，與病人討論，做出決定，然後取得病人的同意，確認沒有過敏等問題。這時，心導管室的小組也得準備好為病人做氣球擴張術。

但在一般醫院，心肌梗塞的病人能在九十分鐘之內接受氣球擴張術的有多少？根據二〇〇六年的統計，還不到五〇％。其實，這不算特別。其他疾病的病人沒能及時得到妥善治療的比例也很高，如中風病人至少有三〇％，氣喘病人則有四五％，而肺炎病人甚至高達六〇％。每一個治療步驟都要做得正確，實在很不容易，即使知道怎麼做，也不能保證一定不會出錯。

我曾花時間研究，今天在醫療上會碰上的困難和壓力。我發現最大的問題不是錢、政府的醫療政策、醫療糾紛的壓力，或是醫療保險機構難纏，而是複雜——這是科學與技術演進帶來的負擔。而且，不單美國如此，其他地區也一樣，不論在歐洲或亞洲，不論是富裕國家或貧窮國家。讓我驚訝的是，不光只是醫學必須面對這樣的挑戰，其他專業領域也是。

今天，各行各業的知識、技能與專精程度都提高很多，問題是如何運用在實際情況上。你看颶風或龍捲風等天災來襲，行政官僚卻顢頇無能，錯誤連連。再看看法律界：從二〇〇四年到二〇〇七年，律師因為業務疏失而被告的比率增加了三六％，最常見的是像是錯過開庭日期、文件出錯，或是法條引用錯誤。不管電腦軟體設計、外國情報監控或是銀行業，只要是複雜、涉及大量知識的領域都容易出錯。

這些錯誤讓人想起來常一肚子火。如果是因為知識不足，根本不知道該怎麼做，或許我們可以原諒，認為只要盡力就好了。若是知識足夠，知道該怎麼做，卻做得不好，或是沒做，就難以讓人接受。你說心肌梗塞的病人有半數沒能得到及時治療，這是什麼意思？另外，你說死刑誤判的比率高達三分之二，這些案子最後因找到新的證據而得以翻案，這未免太誇張了吧？戈若維茲與麥金泰爾將這些錯誤歸因於能力不足是有道理的。至於受害人則可能說這是不可原諒的疏失。

今天，各個專業領域的人，不管是醫師、律師或官員等，似乎常常忽略情況的複雜與困難。要把事情做好，我們要學的東西很多，每天都在增加。儘管我們已經盡了全力，依然常會遭到挫敗。這也就是為什麼很多專業領域都不會懲罰失敗者，而是加強訓練，增加經驗值，盼勤能補拙。

無庸置疑，經驗的確很重要。但外科醫師若只是熟記教科書上所寫，知道如何治療創傷病人還不夠，還必須了解傷口是怎麼造成的，身體組織受到多大的傷害，以及種種診斷與治療的方式，更必須當機立斷，立即行動。我們不但必須認清臨床醫療的現實，更必須掌握時機與先後順序。沒有一再練習，如何達到爐火純青的地步？真正的成功不知是多少心酸經驗累積而成，如果我們失敗完全是因為個人技術不好，那就只要更多的訓練和練習。

然而，聽完約翰述說的慘痛教訓，我不禁心中感慨。在我認識的同行當中，他受過的訓練是最扎實的，而且已在醫療第一線服務長達十年以上。因此，經驗和訓練對他來說，都不是問題。不管在醫療或其他行業，我們經常可以看到，主要的困難與挑戰不是能力。現在，大多數行業的訓練時間都比以前要來得長而且嚴格。很多人每個禮拜花在工作上的時間多達六十、七十，甚至八十個小時，以累積知識與經驗，希望有一天自己能獨當一面，當個成功的醫師、教授或工程師。每一個人都在不斷精進，磨練專業技能，但是失誤還是屢見不爽。就算能力再優異，也不免馬失前蹄。

面對失敗，必須用不同策略

這就是我們在二十一世紀初面對的問題：我們已經累積相當多的技能知識（know-how）。這些技能知識就在訓練精良、技術高超的人手中。他們勤奮不懈，也確實完成了很多了不起的事。然而，知識不是那麼容易駕馭的，可以避免的錯誤還是一再發生，教人洩氣，不管是醫療、金融、商業或是施政，在很多領域這樣的憾事還是屢見不鮮。原因也愈發清楚了：知識的龐雜與複雜，已非個人能力所及，因此我們無法正確、安全、可靠地把知識運用在實務上。換言之，知識是我們的救星，也是我們的負擔。

這表示我們必須用一種不同的策略來面對失敗，且這樣的策略根植於經驗與知識，以彌補不足之處。這種策略的確存在。過去我們一直努力琢磨自己的技術與能力，致力於發展科技，現在回頭來看這種策略，你或許會認為這種做法實在簡單到可笑的地步。

你一定想不到，清單這樣的小東西也能立大功。

CHECKLIST

1 複雜帶來的問題

這就是加護病房的現實面：

每一項醫療處置都是為了治療，然而也有可能為病人帶來傷害。

在加護病房，最常見的併發症就是插管感染。

根據調查統計，在加護病房住院十天以上的病人當中，約有四%管線遭到汙染。

幾年前，我在《胸腔外科手術年鑑》（*Annals of Thoracic Surgery*）看到一篇病例報告。這篇報告的文字就像一般醫學期刊一樣平鋪直敘，然文中描述的事件有如夢魘。在奧地利境內，一個小小的阿爾卑斯山城，一對夫妻帶著三歲大的女兒在林中散步。小女孩突然不見人影，父母發現她墜入表面結冰的池塘裡，立刻奮不顧身跳進去救她。三十分鐘後，他們終於在池塘底下找到女兒，把她抱上來。他們用手機呼救，在急難救護人員趕到之前，依救難中心的指示為她做心肺復甦術。

八分鐘後，救護員趕到，記錄小女孩當時的情況：失去意識，沒有血壓、脈搏和呼吸，體溫只有攝氏十八．四度，瞳孔放大，對光沒有反應，可見大腦已無功能。小女孩已經死了。

然而救護員還是繼續為她做心肺復甦術。救難中心派一部直升機把她送到最近的醫院。他們直接將小女孩送到開刀房，急救小組的人仍跨坐在她的推床上，不斷按壓她的胸部。接著，外科小組立即用一部書桌般大的人工心肺機來取代心臟功能，進行體外循環。他們把她右側的鼠蹊部切開，把矽膠管插入她的股靜脈，把她的血液引流出來，再用一條管子插入股動脈，把血液送回她的體內。體循師打開幫浦，調整含氧量、溫度與血流，透明的管子旋即充滿紅褐色的血。這時，他們才停止胸部按壓。

從緊急運送到接上人工心肺機共費時一小時半，這段時間小女孩已無生命徵象。但接上心肺機三十分鐘後，她的體溫回升了將近攝氏六度，而且有了心跳。第一個救回來的就是她的心臟。

六個小時後，小女孩的中心體溫（即主要器官的溫度）上升到三十七度，可說已回復到正常。醫療小組於是移開她的人工心肺機，為她裝上人工呼吸器。然而，由於她吸入太多池水和碎屑，肺部遭到嚴重破壞，無法將呼吸器打進來的氧氣送到血液，這時只好改用體外循環心肺支持系統（俗稱葉克膜，extracorporeal membrane oxygenation, ECMO）。外科醫師必須鋸開她的胸骨，露出胸腔，將管線縫合到主動脈和心臟上。

葉克膜上場，人工心肺機功成身退。醫師修復小女孩的血管，將鼠蹊部的切口縫合好，然後把她轉到加護病房。此時，小女孩的胸腔依然敞開，覆蓋著無菌塑膠薄膜。加護病房的醫護人員日夜不休地用光纖支氣管鏡吸除她肺裡的水和碎屑。第二天，小女孩的肺功能就恢復了，可以到開刀房拔除葉克膜的管子，縫合傷口和敞開的胸腔，然後裝上人工呼吸器。

接著，小女孩的器官在兩天內一一恢復，肝臟、腎臟、腸子都可以運作了，只剩腦部。從電腦斷層掃瞄看來，整個腦部都有腦水腫現象，顯示可能有瀰漫性的損害，但不到壞死的地步。醫療小組接著為小女孩開顱減壓，並伸入探針，密切注意腦壓的變化，適時調整藥物和輸液。小女孩昏迷了一個多禮拜，終於起死回生。

一開始，她的瞳孔對光有了反應，接著，她能自行呼吸了，有一天，她終於醒了過來。在意外發生兩個禮拜後，小女孩就出院回家。不過她的右腿和左手有的地方仍然麻痺，說起話來含混不清，必須時常回門診接受積極的復健治療。到了五歲，她已經完全恢復，身體檢查與神經功能檢查完全正常，和任何一個小女孩沒什麼兩樣。

小女孩溺水後，足足有兩個小時處於死亡狀態，還能被救活，真是個奇蹟。然而離出事地點最近的一家普通醫院的醫療人員能完成這麼複雜的任務，也實在讓人驚奇。要救活溺水的人，可不是像在電視劇裡看到的那麼容易，只要按壓胸口幾下，加上口對口人工呼吸，溺水者咳幾聲，吐出髒水和痰涕，心臟再度跳動，就沒事了。要救回那個溺水的小女孩，多達數十個人組成的醫療團隊必須執行幾千個步驟，每一個步驟都必須正確無誤。例如：心臟幫浦的管線插入時不得讓氣泡跑進去；所有的管線都必須保持無菌；鋸開的胸口和腦脊髓液都不能遭到汙染；機器都必須正常運轉，不得有任何故障。每一個步驟都有相當的難度，而且必須按照一定的順序進行，不得遺漏，就連隨機變化的空間也很少。

其實，並非每一個溺水、沒有心跳、脈搏的孩子都能救回來，很多孩子都救不回。原因不只是器官受損過於嚴重，也可能是機器壞了，醫療小組動作不夠迅捷，或是有人忘了洗手，致使病人受到感染等，只不過《胸腔外科手術年鑑》沒刊登這類失敗的例子。

我想，我們對醫學有過多的期待，因而沒能看清真相。也許，可以這麼說，我們被盤尼西林騙了。自從佛萊明在一九二八年發現盤尼西林以來，我們就對未來的醫療存有不切實際的幻想，以為很多疾病只要吞下一顆藥丸或是打一針就好了。畢竟，盤尼西林似乎對很多難纏的感染都有神奇療效。誰說未來各種癌症的治療不可能這麼簡單？說不定連皮膚燒燙傷、心血管疾病，或中風都有同樣神奇的療法呢。

然而，醫療畢竟沒有我們想的那樣神奇。儘管醫學經過一個世紀的進展，出現各種了不起的發明，很多疾病還是相當獨特，而且難以治療。即使是一度可用盤尼西林對付的感染也是一樣。這種對抗感染的萬靈丹常常失靈——並非所有的菌株都容易殲滅，而且有些細菌很快就發展出抗藥性。今天要治療感染，需要根據個別情況，衡量該種菌株的抗藥性、病情進展，以及受感染的器官系統是哪些；有時還必須使用多種療法。

說來，今日世界的醫療模式不但不像盤尼西林那樣簡單，反而像救治那個溺水的小女孩那樣複雜。醫療有如一門藝術，必須因應許多極度複雜的情況。醫療也在測試人類是否可以通過如此複雜的考驗。

根據世界衛生組織國際疾病分類第九版，目前可以區分的疾病、症候群及各種身體損傷多達一萬三千種以上。換言之，身體出錯的方式可能多於一萬三千種。這些疾病幾乎都是可以醫治的，即使不能治癒，傷害和痛苦至少也可以減少。然而，不管如何，每一種疾病的治療步驟都不同，也不簡單。臨床醫師可以運用的藥物多達六千種左右，外科處置方式也約有四千種，每一種的要點、風險與考量皆有不同。要做對，就得步步為營。

醫療分工日趨精細

在波士頓肯摩爾廣場有一家社區診所，隸屬於我所服務的哈佛醫學院附設醫院。此社區診所雖名為「診所」（clinic），可不是一般小診所。這家十幾年前改名為哈佛偉嘉醫療聯盟（Harvard Vanguard Medical Associates）的診所創設於一九六九年，志在滿足病人完整的門診需求，然而這個目標可不容易達成。隨著醫學的突飛猛進，診所設立了二十幾個分所，雇用了大約六千位醫師和一千位左右的護理人員與醫療技術人員，看診科別多達五十九個。很多科別在創設當初是沒有的。如果你搭電梯從五樓走出來，進入走廊，走個五十步左右，即可抵達一般外科的診間，然而只是這麼一小段，你已經過一般內科、內分泌科、遺傳科、手外科、檢驗室、腎臟科、眼科、骨科、放射科預約室和泌尿科。

為了因應現代醫學的複雜，醫療分工變得極為精細。雖然已經分工，工作量還是大得教人招架不住。

以我在一般外科值班一天的工作為例：產房先請我去看一個二十五歲的病人。病人發燒、覺得噁心想吐、右下腹部疼痛，可能是闌尾炎，但她是孕婦，如果做電腦斷層掃瞄可能傷及胎兒。接著，婦癌科醫師呼叫我到開刀房。這位同事覺得病人身上切下的卵巢腫瘤看起來像是胰臟癌轉移來的，因此希望我幫忙檢查一下胰臟，看是否需要做切片檢查。不久，附近一家醫院的醫師打電話給我，說有一個病人要轉來這裡的加護病房。這個病人體內長了個很大的腫瘤，不但阻塞到腎臟和腸子，而且出血不止。接著，內科又叫我去看一個肺氣腫嚴重的六十一歲男性。病人本來要做髖骨手術，由於肺功能差，肺部氣體儲備量不足，外科不願為他開刀，現在又出現嚴重的大腸感染（即急性憩室炎），儘管已接受三天的抗生素治療，感染仍控制不住，似乎除了手術已別無選擇。另一科又找我會診一個五十二歲的男性。病人本來已有糖尿病、冠心病、高血壓、慢性腎衰竭、嚴重肥胖、中風等問題，現在又加上絞窄性的鼠蹊部疝氣。然後，我又得去內科看一個疑似直腸膿瘍的女病人。如果真有直腸膿瘍，那就得切開引流了。

在一天之內，我就有六個病人需要處理。這幾個病人除了主要疾病完全不同，還有其他共二十六種問題。我想，沒有其他行業的人工作像我這樣複雜吧。而在這裡幾乎每一個醫師的工作都如此。

我曾向哈佛偉嘉的病歷處詢問，可否利用電腦系統計算，在該診所服務的醫師每年每位平均處理多少種不同的病症。答案讓我吃了一驚，竟然多達二百五十種。這家診所的病人患有的病症種類多達九百多種，每位醫師開立的處方約三百種，開立的檢驗約有一百多種，而在門診可以進行的處置從疫苗注射到骨折固定約有四十種。

以上只是哈佛偉嘉一家醫療機構的門診統計數字，並不包含所有疾病，而最常見的一種診斷其實叫做「其他」。在忙得令人焦頭爛額的一天，候診室人滿為患，你已讓病人等了一、兩個小時，不但沒時間去查資料庫裡的診斷代碼，甚至常常發現病人的疾病不在電腦病歷系統的勾選清單之列。

大多數美國醫療院所的電腦病歷系統仍然無法納入已發現的所有疾病，更別提最近幾年才發現的新病症。我曾看過一個罹患神經節神經母細胞瘤的病人。這是一種罕見的腎上腺腫瘤。還有一個則得了一種可怕的遺傳疾病，叫做李法美尼症候群（Li-Fraumeni syndrome），罹病者身體各器官都會長出惡性腫瘤。我在電腦的病歷選單找不到這兩種疾病，只能勾選「其他」。

科學家在遺傳學研究屢有新的突破，發現了一些癌症的亞型和新病症，而且幾乎每週都有新的療法問世。如此複雜的進展即使是電腦也趕不上。醫學變得複雜，不光是知識變得廣大、豐富，也和實際執行——即臨床醫師的做法——有關。今天醫院的任務已複雜到我們難以想像的地步，如本章開頭描述的，小女孩溺水在加護病房被救回來的故事就是最好的一個例子。

所謂的「加護醫療」(intensive care) 是個模糊籠統的名詞。雖然加護病房的醫師常說自己做的是重症加護，然而還是無法一語道盡。也許「維護生命」(life support) 這個非醫學名詞比較妥貼。人體可能遭受各種恐怖的災難，如被壓傷、燒燙傷、被炮彈打中、主動脈破裂、結腸破裂、嚴重心肌梗塞或是全身感染。過去要是碰上這樣的不幸，幾乎難逃一死，但多虧加護病房用各式各樣的機器取代衰竭的器官，維持生命徵象，現在很多人都能活命。

一般而言，加護病房的高科技設備很多，如果病人肺部衰竭，就使用人工呼吸器和氣切管；要是病人心臟不行了，則用主動脈氣球幫浦；若腎臟衰竭，就使用血液透析機；如果病人昏迷，失去意識，不能進食，醫師可用一條矽膠管插入胃或腸子進行營養配方灌食；萬一腸子受損過於嚴重，醫師也可將含有胺基酸、脂肪酸和葡萄糖的溶液直接打入血流。

在美國，每天約有九萬人左右住進加護病房。加護病房收治的病人，每年多達五百萬人，每一個人在一生中遲早都有可能住進加護病房。現代醫療相當倚賴加護病房維生系統，包括照顧早產兒、重大創傷病人、中風和心肌梗塞病人，以及接受腦部、心臟、肺臟、大血管手術的病人等。加護病房照護在醫療服務占有的比重愈來愈大。而在五十年前，幾乎沒有加護病房。

在我服務的醫院，隨便以最近的一天為例，大約收治了七百個左右的住院病人，其中住進加護病房的就有一百五十五人。病人在加護病房平均住院天數為四天，存活率高達八六％。因此，在今天住進加護病房，身上插著人工呼吸器和各種管線不再等於死刑。不過，有過住加護病房經驗的人，事後想必會對那段徘徊於鬼門關前的日子難以忘懷。

十五年前，以色列科學家發表了一項研究報告。他們請了幾位工程師連續二十四小時觀察加護病房中的病人，發現每個病人每天需要的醫療處置平均為一百七十八種，從簡單的給藥到做肺部抽吸，每一項處置都有風險。不可思議的是，醫護人員執行這些處置的錯誤率只有一%，雖然比率看起來很低，不過每個病人一天接受的醫療處置平均還是有二項可能出錯。

加護病房只有把傷害的可能性降到最低，才能使救命奇蹟變成常態。這實在不容易。只要病人在床上昏迷不醒躺個幾天，肌肉就會萎縮，骨質量也會變差，接著出現褥瘡，靜脈栓塞也很常見。你必須每天協助病人做伸展運動，以免四肢攣縮。此外，你必須為病人皮下注射抗凝血劑，每天至少兩次；每幾個小時就幫病人翻身一次。同時還得為他們擦澡、換床單，並注意不可拉扯到他們身上的管線。你也得每天為他們刷兩次牙，以防細菌在口中滋生，造成肺炎。如果病人使用人工呼吸器、血液透析機，或身上有開放傷口，照顧起來更是困難重重。

我的一個病人就是很好的例子。他叫東尼，現年四十八歲，本來在麻州艾佛瑞特當包車司機。他在一家地區醫院接受疝氣和膽結石手術時突然大出血，主刀的外科醫師好不容易把血止住，但安東尼的肝臟已嚴重受損。接下來的幾天，由於病情過於嚴重，那家醫院設備不足，只得轉診到我們這裡。我先使他的情況穩定，然後想該怎麼做。

記得東尼是在一個禮拜天的凌晨一點三十分被送到加護病房的。他全身顫抖，雜亂的黑髮黏在汗濕的額頭上，心跳很快，每分鐘一百一十四次，而且因發燒、休克和血氧過低而陷入譫妄。

「我要出去！」他喊叫。「讓我出去！」他想把身上的袍子、氧氣面罩和蓋住腹部傷口的紗布都扯掉。

護士溫柔地安慰他：「東尼，別怕。你已經在醫院了。我們會幫你的。」

身材壯碩的他一把推開護士，腳晃到床緣，準備下床。我們已把他的氧氣流量調大，而且用布條把他的手腕綁起來。我們跟他解釋，但他似乎無法理解。他掙扎了半天，最後終於累了，乖乖讓我們為他抽血、打抗生素。

從檢驗報告看來，他的肝臟已經衰竭，白血球數很高，顯然已遭感染。他的尿袋空空的，可見腎臟也不行了。在接下來的幾個小時，他血壓下降，呼吸困難，從躁動陷入昏迷。他的每一個器官，包括腦部，都逐一停工。

我連絡他的妹妹，告知東尼的病情。她說：「請你們盡全力搶救我哥哥。」

我們給東尼打了一針麻醉劑，一個住院醫師把呼吸管插入他的喉嚨，另一個住院醫師負責接管線：她從東尼的右手腕插入一根五公分長的細針和導管，使之進入橈動脈，最後把管線縫合在皮膚上，接著置入中央靜脈導管，也就是把一條長約三十公分的導管，插入東尼頸部左邊的頸靜脈。縫合、固定之後，我們為他做X光檢查，看見導管尖端在進入心臟的上腔靜脈飄浮。那就沒錯了。接著，第三條管線——這條血液透析用的管子要比前兩條稍粗一點——從東尼的胸部右上插入，進入鎖骨下靜脈。

我們把東尼身上的呼吸管與人工呼吸器的管子連接起來，供應百分之百的氧氣，設定呼吸器每分鐘輔助呼吸十四次。我們像控制儀表板的工程師，上上下下地調整人工呼吸器的壓力和氣體流量，直到我們需要的血氧濃度。我們也透過動脈管監控血壓，不時調整一下藥物，以達到合適的壓力。我們還根據他的頸靜脈壓力變化調整靜脈輸液。由於他已腎衰竭，我們利用血液透析機來幫他。每幾分鐘，他全身的血液就經由這個人工腎臟淨化一次，清除毒素之後再回到體內。只要調整一下，我們就可改變病人體內的鉀、重碳酸鹽等電解質的濃度。病人似乎已經變成我們手中的一部機器。

但病人終究不是機器。也許我們可以掌握方向盤，控制幾個旋鈕和開關，然而病人就像一輛十八輪大卡車在下坡路段疾馳一樣。要使病人的血壓回復正常，必須要好幾加侖的靜脈輸液和一整櫃的藥物。東尼幾乎百分之分仰賴人工呼吸器，高燒到四十度。像他這樣的病人，能撐過去的不到百分之五。只要一個步驟出錯，就可能前功盡棄。

在接下來的十天，我們慢慢有了進展。東尼的主要問題是肝臟在前次手術受損嚴重：總膽管被切斷，導致膽汁外漏。膽汁有腐蝕性，平時可消化膳食中的脂肪，然而如果外漏，也會腐蝕身體內部組織。由於東尼病得太重，無法再接受一次手術修補漏洞，我們只好等他的情況穩定下來，再請放射科醫師在電腦斷層掃瞄的導引之下，從腹壁置入塑膠引流管，然後接上膽管。他們發現東尼的膽汁漏得很厲害，必須置入三條引流管，一條在導管內，兩條在旁邊。不久，他的燒就退了，輸入的氧氣和輸液可以減量，血壓也正常了。他漸有好轉，但到了第十一天，就在我們準備讓他脫離人工呼吸器之時，他又開始發高燒，血壓往下掉，血氧濃度也跟著降低，皮膚濕黏，而且猛打寒顫。

我們不知道這是怎麼回事。病人似乎受到感染，但從X光檢查和電腦斷層掃瞄看不出感染源。即使用了四種抗生素，東尼依然發高燒，有一次高燒還出現心房纖維顫動。由於情況緊急，十來個醫護人員立刻衝到他床邊，電擊胸腔。他的心臟終於有反應，恢復規律跳動。

我們足足花了兩天的時間，才了解為何會有這樣的轉變。我們猜測他身上的管線可能受到感染，於是把舊的管線全部抽出來送到實驗室做細菌培養。四十八小時後結果出來了：所有的管線都受到細菌感染。也許感染是從其中一條開始的，在插入之時受到汙染，細菌接著利用血流擴散到全身，造成發燒和血氧濃度下降。

這就是加護病房的現實面：每一項醫療處置都是為了治療，然而也有可能為病人帶來傷害。加護病房最常見的併發症就是插管感染。在美國的加護病房，每年插入病人身上的管線總數多達五百萬條，而根據調查統計，在加護病房住院十天以上的病人當中，約有四%管線遭到汙染。每年，約有八萬個病人身上的管線遭到汙染，致命率為五%到二八%，視住進時的病情嚴重度而定。管線受到汙染之後，仍能存活下來的病人，平均必須在加護病房多待上七天。而這只是加護病房眾多風險當中的一個。在美國的加護病房裝了導尿管十天以上的病人，約有四%出現膀胱感染；裝置人工呼吸器十天以上者，得到細菌性肺炎的機率為六%，致死率約四〇%到四五%。一般而言，在加護病房，約有半數以上的病人出現嚴重併發症，一旦出現併發症，存活率就會遽降。

七天後，東尼的感染終於得以控制，可以脫離人工呼吸器。再過半個月，東尼出院了。他因為身體虛弱，不能再當司機賺錢，房子也沒了，不得不搬到他妹妹家。他的肚子上還插著膽汁引流管，等他體力好一點，我才能幫他開刀，重建總膽管，但他終究活了下來。像他這樣病情嚴重、複雜的病人，很少能活著離開醫院的。

連超級專家都會出錯

現代醫療照護已複雜到令人瘋狂的地步：你的病人病得非常嚴重，為了救他，你必須在正確知識的引導下，確實做好一百七十八項每日醫療處置，而病人身上的監視器有時仍會莫名其妙突然響起警報聲，同時隔壁床的病人剛好病危需要急救，護士從簾子探過頭來問道，病人需要緊急切開胸腔，有人可以幫忙嗎？狀況如此複雜，醫療分工再怎麼精細都不夠。因此，你該怎麼做？

答案就是，光是分工還不夠，還必須「超分工」。例如我在講東尼的故事時，口吻聽來我像是日以繼夜在病榻旁照顧他的人，其實那是加護病房醫師的工作。我是一般外科醫師，我本來以為我只要處理外科臨床問題，但由於加護病房的工作日趨繁重、複雜，有些任務漸漸轉移到各個專科。近十年來，美國與歐洲各大城市的醫院都有加護病房醫師訓練計畫，而美國半數醫院的加護病房都相當倚賴專精於某一個特別領域的專科醫師。

現代醫學的箴言即「專精」二字。一百年前，你只需要高中文憑修習醫學一年就可以執業。到了二十世紀末，所有的醫師都必須醫學院畢業，在醫院實習，然後在某一科接受為期三到七年的住院醫師訓練，如小兒科、外科、神經科等。然而，這樣的長期訓練還是不足以應付現代醫療的複雜。大多數的年輕醫師在完成住院醫師訓練之後，都會選擇再利用一到三年的時間到某一個次專科當臨床研究醫師，如精研內視鏡手術、小兒代謝疾病、乳房影像診斷或是加護醫療。我所說的年輕醫師其實都不年輕了，一般而言能獨當一面的醫師多半已經三十多歲了。

我們活在一個講求專精的時代。臨床醫師必須窮盡畢生心力、經年累月地在每一個狹小的領域不斷求精進，直到自己成為這方面的超級專科醫師。比起一般專科醫師，超級專科醫師具有兩大優勢：除了對某些病症的知識豐富、知之甚詳，而且有能力應付複雜的情況。不過，像醫療這樣複雜而瞬息萬變的領域，光是避免錯誤還不夠，就連超級專家也有招架不住之感。

外科手術講求專精的程度遠勝過其他領域。你可把開刀房想像成一個積極救治的加護醫療單位。在此，麻醉科醫師負責疼痛控制，必須密切注意病人的情況，使其保持穩定。即使麻醉工作也可再細分，如小兒麻醉、心臟麻醉、產科麻醉、神經外科麻醉等。同樣地，現在也沒有「開刀房護士」這樣籠統的稱呼，開刀房護理人員也得精密分工，各自負責一項專門任務。

外科醫師的分工更是令人驚異。我們常開玩笑，或許連耳外科醫師都得分專開右耳或左耳的。我雖然叫做一般外科醫師，然而現在除了在偏僻的鄉下執業什麼都得做，在都會地區根本不可能有十八般武藝樣樣精通的外科醫師。即使我已往腫瘤外科的次專科發展，這仍是個非常龐大的領域。總之，雖然我具有一般外科技能，能勝任緊急外科手術，但我最專精的還是內分泌腺腫瘤切除手術。

近幾十年來，外科手術能有長足的進步，就是因為不斷地分工、演進。過去外科手術的死亡率常高達二位數，術後恢復往往需要很長的時間，但現在「日康手術」已很流行，也就是病人當天進醫院接受手術，當天就可出院回家。

今天，在美國每一個人一生平均約接受七次手術，而每年外科手術總數更高達五千萬，這麼多的手術必然潛藏不少風險。每年術後死亡的病人約在十五萬人以上，這個數字約是車禍死亡者的三倍。根據很多研究，半數以上的手術死亡案例和重大併發症其實是可以避免的。這點，我們都知道。然而，不管外科的分工多麼精細、醫師的訓練多麼扎實，有些步驟還是會遺漏，錯誤依然不可免。

儘管醫學進步神速，失敗仍層出不窮，這正是我們今天最大的挑戰：在專業不足之時，你該怎麼做？如果連超級專家都會出錯，該怎麼辦？我們已漸漸摸索出一個答案，這答案卻來自一個我們意想不到的地方，而且本來和醫學一點關係都沒有。

CHECKLIST

2 清單

普諾佛斯特及其同事統計清單實施的效果，
結果讓他們難以置信：
在加護病房住院十日的插管感染率已從一一%降為零。
他們繼續追蹤觀察十五個月，發現加護病房所有的病人，
在住院期間導線感染事件只發生過二例。

一九三五年十月三十日，美國陸軍航空隊為了新一代的長程轟炸機招標案舉辦了一場飛行比賽，讓幾家飛機製造公司實地展示飛機。雖說是比賽，但軍方早就知道贏家是誰。早在設計評估之初，波音公司的二九九型轟炸機已脫穎而出，遙遙領先馬丁和道格拉斯這兩家公司。波音二九九型機身是銀亮的鋁合金打造的，載運的炸彈量五倍於軍方要求，飛行速度比以前轟炸機要快，而且最大航程幾乎是以前的兩倍。西雅圖有個記者曾瞥見這部二九九型轟炸機在城市上空試飛的英姿，讚嘆這飛機就像一座「飛行堡壘」，這個響噹噹的名號從此流傳於世。飛行史學家麥林格（Phillip Meilinger）說，這次的比賽只是形式，軍方已計畫向波音訂購至少六十五架。

比賽當天，一小群軍方高級將領和飛機公司主管看著二九九型轟炸機在跑道上滑行，準備起飛。飛機造型亮麗，令人驚豔，翼展三一．三九公尺，而且有四具引擎，不像一般飛機只有雙引擎。波音二九九轟隆隆地在跑道上加速，不久即離地，沒想到爬升到九十公尺就停住了，一個機翼偏了，接著墜落到地上，成了一團火球。三個機組員從熊熊烈火中逃出，但其他兩名不幸罹難，包括飛行員希爾。

這次事故經調查後發現無任何機械故障，失事原因是「人為因素」。波音這架二九九型飛機比以前的飛機要複雜得多，包括四具引擎（每一具各有一套混合燃料）、伸縮起落架、襟翼、電動配平片（在不同飛行速度之下維持平衡必須調整的片狀裝置），以及必須配合油壓控制來調整的恆速變距螺旋槳等。儘管希爾這些都操作對了，卻忘了一點——升降舵解鎖。升降舵是水平尾翼中可操縱的翼面，以讓飛機抬頭或低頭。由於二九九型尾翼位置很低，升降舵放下時會接觸地面，為了避免飛機停放在地面時被風吹打到地面造成損壞，升降舵於是鎖定在中間位置，起飛前，飛行員必須解除鎖定。事故發生後，一家報紙報導：「飛機要操控的部分太多了，飛行員難免手忙腳亂。」結果，道格拉斯設計的轟炸機雖然比較小而簡單，還是順利得標；鎩羽而歸的波音幾乎面臨破產命運。

然而，軍方還是向波音購買了幾架二九九型轟炸機做為測試機，因為內部仍有一些人相信這型飛機沒問題。於是，一群試飛員一起討論該怎麼做。

他們決定不做的，幾乎和實際做法一樣有意思。他們認為二九九型的飛行員不需要花更長的時間受訓。在陸軍航空隊的飛行員中，論經驗和技術，沒有人比得上希爾，連他都栽了，那就不是訓練的問題。他們提出了一個簡單而聰明的做法，也就是實施飛行清單。在航空發展的早期，飛行員雖然會神經緊張，但飛機的操控還不算太複雜，就像從車庫倒車出來一樣。但是二九九型轟炸機太複雜了，再厲害的飛行員也不可能憑記憶就能操控。

試飛員盡可能使清單簡明、扼要，表列項目用一張索引卡即可全部列出。他們設計的清單包括起飛、巡航、降落和滑行四大項目的逐步檢查。上面條列出來的都是一般流程，每一個飛行員都知道怎麼做，如鬆開煞車、設定儀表板上的數值、確定機門和窗戶皆已關閉、升降舵解鎖等。這些步驟都很簡單，看起來都沒什麼特別。然而，有了清單之後，飛行員以二九九型轟炸機試飛，總計飛行了二百八十八萬公里，締造了零事故的完美成績。軍方因此信心大增，向波音訂購了一萬三千架此型轟炸機，並命名為B-17。美國航空隊的飛行員馴服B-17轟炸機這頭空中巨獸之後，從此上天下地，無往不利，在第二次世界大戰取得空中優勢，把納粹德國轟炸得體無完膚。

今天，不管是程式設計師、財務經理、消防隊員、警察或律師，幾乎所有專業人士的工作都變得錯綜複雜，只靠記憶做事，必然會有疏漏。當然，臨床醫師也不例外。換言之，很多領域就像當年的B-17轟炸機，要操控的細節太多，讓人手忙腳亂。

然而，很多人都沒想到，像清單這種不起眼的小東西也能立大功。的確，犯錯乃人之常情，疏忽在所難免，只是有的錯誤是會要命的。我們一直有一種定見：臨床醫療的工作太複雜了，怎麼可能簡化為清單？飛機的機型、種類就那一些，可是每一個病人都大不相同。有一項研究報告以賓州四萬一千個創傷病人為研究對象。雖然他們全都是創傷病人，但傷害的種類共有一千二百二十四種，其診斷更多達三萬二千二百六十一種特別的組合——這就像駕駛三萬二千二百六十一種不同類型的飛機。就連把每一個病人的治療步驟條列出來都不可能了，一張印了幾個小方框的清單又有什麼用？

其實，我們已可從幾個小地方看到一絲微光。病歷記載的生命徵象不就是一種清單？生命徵象包括四種最重要的生理數值：體溫、脈搏、血壓和呼吸速率，醫護人員可從這些數值了解病況的嚴重度。或許其中三項數值正常，病人看起來還好，因此你說：「嗯，病人應該沒問題，讓他回家吧。」然而只要還有一項不正常，如發燒、血壓很低或是心跳速率太快，病人都可能喪命。

自從二十世紀初水銀溫度計普及，加上俄國醫師柯羅托夫（Nicolai Korotkoff）發明用充氣囊袋壓迫動脈，加壓充氣測量血壓，醫師已知道如何衡量生命徵象。把四種生命徵象放在一起評估，比只看其中一種要準確得多，但臨床醫師還是沒能確實記錄。

在複雜的環境下，專家常面臨兩大難題。首先是記憶力不夠可靠而且無法保持專注。人往往為了處理緊急事件，就疏忽了一些常規、繁瑣的工作。例如你的病人正在嘔吐，焦心的家屬一直問你是怎麼回事，你就可能忘了幫病人量脈搏。許多事都可能因為一時忘記或分心，遺漏了一個重要關鍵而功虧一簣，不管是去店裡買做蛋糕的材料、準備起飛，或是評估病人的情況皆然。

還有另一個困難：有些事即使我們沒忘記，也很容易省略掉。畢竟，如果過程複雜，有些步驟似乎沒那麼重要。像B-17轟炸機的升降舵也許常常沒鎖定，飛行員就不會刻意去檢查；或許我們為所有的病人檢查那四種生命徵象，發現五十個病人當中只有一個不正常，於是有人說：「這從來不是問題。」直到有一天出事。

清單似乎可以預防上面的疏失，提醒我們至少要確實做好哪些步驟。這麼做不只是為了確認，而且能追求更優異的表現。生命徵象的測量也是，然而最早利用生命徵象清單的並不是醫師，而是護士。

西方醫療院所的護理人員從六〇年代開始把生命徵象的紀錄列為常規工作。他們設計新的病歷紀錄表，並把生命徵象的紀錄納入其中。這也是一種清單。護士要做的事情很多，包括給藥、傷口換藥、為病人解決問題等，有了生命徵象清單，每六個小時（或更短），護士就會來到病榻旁為病人量脈搏、血壓、體溫、呼吸速率，得以正確評估病情。

在大多數的醫院，護士又加上第五個生命徵象：疼痛。護士以一分到十分來評估病人的疼痛程度。此外，護士還列表記載給藥時間以及簡述每一個病人的照顧計畫。即使沒有人稱這些表格為清單，但其實就是。然而即使護士都認同這樣的做法，醫師對清單的接受度仍不高。

醫師多半認為表格和清單的紀錄是護士的工作，既繁瑣又無聊。醫師既已接受這麼多年的臨床訓練，學有專長，哪需要什麼清單？他們才不要用。

不起眼的小小清單

二〇〇一年，約翰霍普金斯醫院的加護病房醫師普諾佛斯特（Peter Pronovost）依然決定推廣清單，讓醫師使用看看。加護病房一天的工作多達好幾百項，一張清單無法涵蓋全部，普諾佛斯特只是針對其中的一項，也就是插管的無菌確認。像我的病人東尼就是因為中央靜脈導管遭到汙染而差點送命。

他設計了一張簡單的表格，列出防止插管感染的步驟，請醫師確實做到下面幾點：一、用肥皂洗手；二、以含有氯己定的消毒藥水清潔病人皮膚；三、用無菌鋪單把病人身體全部覆蓋起來；四、戴上口罩、帽子、手套，穿上無菌隔離衣；五、導管插入後，把無菌鋪單覆蓋在插入的部位上。檢查，檢查，檢查，檢查，再檢查。這幾個步驟很簡單，所有的醫師早就知道了，竟然還要列出清單，似乎多此一舉。然而，普諾佛斯特還是要求加護病房的護士仔細觀察醫師放置導管的每一個步驟，並記錄他們是否確實執行。一個月後，普諾佛斯特發現，醫師在為三分之一以上的病人插管時，沒確實做好上述五個步驟，至少漏了其中一項。

接下來的一個月，普諾佛斯特及加護病房團隊說服院方，如果護士發現醫師沒確實做好清單中的任何一項，讓他們有權阻止醫師。每天，護士也都會問醫師有哪條導管已經可以拔除，以免增加導管感染的機會。這種做法可說是一項創舉。

以往，護士不好意思當面指出醫師的錯，頂多客氣地提醒醫師（例如：「醫師，你是不是忘了戴口罩？」），現在則必須強制醫師做好每一個步驟（像會檢查病人身上的鋪單是否鋪得足夠，如果不夠，就會要醫師多鋪一點）。雖然很多護士擔心當面指正醫師是否有失分寸，也懷疑為了小事與醫師發生衝突是否值得。（導管是插在胸部的，兩腿是否蓋上鋪單真的那麼重要嗎？）然而醫院新頒布的規則很明確：如果醫師沒做好任何一個步驟，護士有權立即指正。

一年後，普諾佛斯特及同事統計清單實施的效果。結果讓他們難以置信：在加護病房住院十日的插管感染率已從一一％降為零。他們繼續追蹤觀察十五個月，發現加護病房所有的病人，在住院期間導管感染事件只發生過二例。根據他們的統計，光是在這家醫院，清單的實施已避免了四十三例感染與八例死亡事件，更省下兩百萬美元的醫療費用。

普諾佛斯特號召更多的同事，在約翰霍普金斯醫院加護病房測試更多的清單。其中一種是疼痛清單，護士必須至少每四個小時去病房檢查病人疼痛的情況，適時給予疼痛緩和藥物。疼痛沒得到治療的比率於是從四一％降到三％。醫師也設計了人工呼吸器清單，其中一項要求醫師開立制酸劑，使病人免於胃潰瘍；還有一項則是使病床床頭抬起至少三十度，以免病人口中分泌物跑到氣管。結果，沒及時得到應得治療的病人比率從七〇％降到四％；肺炎的發生率也下降了二五％；與前一年相比，死亡病例更減少了二十一例。研究人員發現，只要使加護病房的醫師和護士自行設計每日工作清單，就可改進照護品質，病人住院天數甚至可以減少一半。

普諾佛斯特發現，清單不但可提醒醫護人員應注意事項，也能明確指出他們至少該做到哪些步驟。他很驚訝，即使是經驗豐富的醫護人員有時也不明白為什麼非得確實做好某一項。在加護病房引進人工呼吸器清單之前，他做了一項調查，發現半數人員不知道為什麼要給病人制酸劑。他發現清單可以提升績效基準。

清單看起來似乎簡單到可笑，然而普諾佛斯特的同事常用「絕頂聰明」、或「天才」來形容他，說他的話常給人醍醐灌頂之感。他不但是醫師，也是約翰霍普金斯大學公衛博士，在急診醫學、麻醉科和加護病房受過訓練。真要天才的慧眼才能洞視清單的功效？沒錯，或許真是如此。

儘管普諾佛斯特實施清單的成效驚人，醫界卻沒有多少人跟進。他馬不停蹄地在全國各地演講，把清單的好處介紹給醫師、護士、保險公司和雇主等。只要有人願意聽，他就傾囊相授，平均一個月會在七個城市演講，然而採用清單的人還是很少。

原因有好幾個。有些醫師一聽到使用清單的建議，就不以為然，甚至有被冒犯的感覺。還有一些醫師則懷疑普諾佛斯特提出的證據。畢竟，他只在他服務的醫院推行過清單。約翰霍普金斯經費充裕、人員眾多，普諾佛斯特只要去巡視，看他的理念是否落實就好。但其他醫院的加護病房，醫護人員總是短缺，工作量嚴重超載，每一個人都忙得焦頭爛額，哪有時間在清單上打勾？

然而，二〇〇三年密西根醫療與醫院協會（Michigan Health and Hospital Association）找上了普諾佛斯特，希望與他合作，把他設計的插管清單推行到全密西根州醫院的加護病房。可想而知，這工程有多浩大，但普諾佛斯特終於有機會把自己的理念推廣到更多地方，看是否可行。

我在這個計畫推行幾年後去底特律的西奈恩典醫院（Sinai-Grace Hospital）參觀。這家醫院由幾棟紅磚建築組成，位於底特律市中心的貧民區，就在八英里路南邊，附近有些廢棄房屋、支票兌現服務處和假髮專賣店，可說是典型的都市醫院。這裡雇用了八百名醫師、七百名護士和二千位醫事人員，為市區的低收入居民提供醫療服務。本地居民沒有醫療保險的超過二十五萬人，領取政府救濟金的更多達三十萬人，可見這家醫院常面臨營運經費不足的難題。

雖然西奈恩典醫院捉襟見肘，還不算最窮的。赤字最嚴重的是底特律收容醫院（Detroit Receiving Hospital），因為該院來者不拒，五分之一以上的病人完全付不出醫藥費。在二〇〇〇年和二〇〇三年之間，西奈恩典等八家在底特律的醫院為了撙節開支，裁掉了三分之一員工，州政府還必須籌措五千萬美元，以免這些醫院倒閉。普諾佛斯特的清單計畫要在這樣的醫療環境下推動，可想而知會有多大的阻力。

西奈恩典醫院有五間成人加護病房和一間新生兒加護病房。加護病房主任馬基（Hassan Makki）告訴我，二〇〇四年普諾佛斯特與密西根醫院協會寄給他們一些資料，並召開電話會議，準備引進插管與人工呼吸器清單。馬基說：「當時，我們士氣相當低落。很多同事都走了，即使是留下來的護士也不知道是否能繼續待下去。」不少醫師也打算離職。這時因為住院醫師工時限制條款的實施，他們的工作量已大到難以負荷的地步。現在，普諾佛斯特還要他們每天抽出時間在清單上打勾？

加護病房的另一位主治醫師皮斯科洛斯基（Tom Piskorowski）提到他當時的反

應：「照顧病人要緊，管他什麼表格！」

參觀西奈恩典醫院那天，早上七點，我跟著一個團隊到外科加護病房巡房。裡面有十一個病人：四個槍傷（一個胸部中槍、另一個子彈穿過腸、腎、肝，還有兩個頸部中彈四肢癱瘓）；五個腦部出血（三個是年齡超過七十九歲的老人，從樓梯摔下受傷；一個是中年人，頭部遭到歹徒持棍重擊，頭骨與左顳葉受創；另一個則是從七、八公尺高的梯子摔下來的工人，頭部著地，頸部以下癱瘓）；一個是剛接受部分肺部切除手術的癌症病人；還有一個則剛開完顱內血管瘤。

醫護人員一床一床按照一定的步驟查看病人的情況，然而不時發現新的問題：有一個病人情況本已穩定，忽然又開始出血；另一個病人脫離呼吸器後又變得呼吸困難，必須再把呼吸器接回去。由於狀況層出不窮，醫師疲於奔命，很難想像他們能記得要在什麼清單上打勾。

但我發現，他們還是做到了。這些清單大抵是由護士負責。每天早上，資深護士拿著夾板走進病房，就開始檢查、確認使用呼吸器的病人病床頭部是否抬高到正確角度、是否吃了藥、該做的檢驗是否皆已完成。醫師在放置中央靜脈導管時，護士也會在一旁看清單上的每一項是否已經打勾，並把完成的表格夾在病歷裡。我翻閱醫院的檔案資料，這個清單計畫已在該院執行長達三年以上，而且每一張表格都確實完成了。

普諾佛斯特一開始在西奈恩典醫院推行清單時並沒有大張旗鼓、雷厲風行。例如他沒強迫醫院的人一定要使用插管無菌清單，他只要求醫院管理人員蒐集插管感染的資料。在二〇〇四年初，他們發現密西根州各醫院插管感染的比率要高於全國醫院的平均值，其中有些醫院的比率又特別高。像西奈恩典醫院因中央靜脈導管插管引起的感染就比全國四分之三以上的醫院來得高。同時，密西根州的醫療保險機構藍十字／藍盾（Blue Cross/Blue Shield）也提出獎勵方案：只要醫院同意參加普諾佛斯特的清單計畫，就可得到一筆小小的獎勵金。在醫院看來，既然在清單上打勾只是舉手之勞，為什麼不做？

於是，密西根州多家醫院都加入了普諾佛斯特主持的基石計畫（Keystone Initiative），每家醫院各指派一個專案經理來推行清單，每月兩次與普諾佛斯特進行電話會議提出問題，並商討如何排除疑難。普諾佛斯特堅持各醫院必須從管理高層指派一人到加護病房巡視，一個月至少要去一次，聽取醫護的意見，然後幫他們解決問題。

醫院管理人員通常待在會議室研究經營策略和預算，要他們踏入病房就像要他們闖入禁區，有時醫護人員也不歡迎他們進去，但事實證明他們的參與也是成功的一大關鍵。在計畫執行的第一個月，管理人員就發現在三分之二以上的加護病房常常沒有含氯己定的消毒肥皂可用，但只有確實用這種肥皂洗手，才能減少插管感染。這個問題只有管理人員才能解決。不到幾個禮拜，在管理人員的努力下，密西根州各醫院的加護病房都有了足夠的氯己定消毒皂。

醫療團隊也向管理人員抱怨，清單規定病人全身都必須覆蓋無菌鋪單，但可以覆蓋全身的大鋪單常常缺貨。管理人員因此特別注意這種鋪單的庫存量，以免醫護人員沒有材料可用。他們甚至說服製造中央靜脈導管的醫療耗材大廠箭牌國際集團（Arrow International）生產含有鋪單和氯己定消毒皂的中央靜脈導管套件。

二〇〇六年十二月，普諾佛斯特在《新英格蘭醫學期刊》發表基石計畫執行的成果。在計畫實施的頭三個月，密西根州加護病房的中央靜脈導管感染比率下降了六六％。大多數醫院（包括西奈恩典醫院）的加護病房每一季的感染率已降為零。密西根州各醫院加護病房感染率大幅下降，表現之佳勝過全美國九〇％的加護病房。在基石計畫執行一年半之後，密西根州的醫院已省下一億七千五百萬美元，並使一千五百個病人免於因導管汙染致死。這樣的成功已延續了好幾年，直到今天——而最大的功臣就是那張不起眼的小小清單。

把病人從鬼門關前拉回來

我們或許會想，普諾佛斯特在密西根州醫院推行清單的成功是個別事件。也許利用清單來避免插管感染有其特出之處，但這種清單還是無法避免中央靜脈導管置放引起的其他併發症，例如在插導管時針進得太深可能引發肺塌陷，也有可能插破血管，造成出血。普諾佛斯特的清單或許只是對防範感染有效。的確，利用清單來查核、確認每一個步驟，對插管的無菌操作確實大有幫助，然而臨床醫師要做的事多如牛毛。我想，也許普諾佛斯特的成功真的是特例。

在我得知普諾佛斯特的成果之時，我剛好有機會和心臟外科醫師沙爾曼（Markus Thalmann）談談。第一章提到的失足墜入池塘差點溺死的小女孩就是這位醫師和他的同事救活的。他也是這篇病例報告的主要作者。這個故事讓我覺得最不可思議的一點就是，小女孩被救治的地方不是先進的醫學中心，而是阿爾卑斯山城克拉根福特一家普通的社區醫院。由於那家醫院離事故地點最近，所以小女孩被送去。我問沙爾曼，他們醫院如何處理這麼棘手而複雜的病例。

他說，接到小女孩這個病例時，他已在克拉根福特這家醫院服務六年了。像這樣失溫、窒息、心臟停止的病人，他們一年總會遇上三、五個，小女孩並不是頭一個。類似的病人，除了溺水的，還有因為雪崩被活埋的，也有人服用大量藥物企圖自殺，之後跑到阿爾卑斯山的森林裡，倒在雪地上失去意識。過去，不管他和同事怎麼努力，都無法把病人救回來。大多數人被發現的時候已經沒有脈搏、缺氧過久。即使他相信仍有一絲存活希望，最後還是沒能把病人從鬼門關前拉回來。

他於是仔細研究每一個病例紀錄。他發現最大的困難在於準備。想要成功，需要一個準備妥當的團隊，以及隨時可派上的用場的設備，包括創傷外科醫師、心臟麻醉科醫師、心胸外科醫師、生物醫療儀器技術員、體循師、開刀房護士、加護病房護士和加護病房專科醫師等。然而，總有人會出錯，或是漏了某個步驟。

發現有人出錯，他常常和其他外科醫師一樣大吼大叫，甚至破口大罵，要大夥兒振作、認真一點，但是這樣還是不能救回人命。他於是和幾個同事研究看看有沒有什麼新的做法，最後決定使用清單。

他們把清單發給醫療團隊裡的每一個人，不只是醫護人員，還包括緊急救護小組和醫院總機人員，並解釋細節。像拯救那個溺水小女孩的任務，根據清單，緊急救護小組在將病人送到醫院之前，就必須知會院方準備人工心肺機和回溫設備。這樣的準備工作非常重要。總機也得按照清單列出的順序通知醫護人員做好所有準備並待命。

利用清單來進行任務之後，他們首次嘗到成功的滋味，也就是救回那個三歲大的小女孩。不久，沙爾曼離開克拉根福特，到維也納的一家醫院服務，他所屬的團隊又救活兩個類似病人。其中一個是自殺後倒在雪地中，被人發現時已全身冰冷、沒有脈搏。另一例是個十六歲的少女。她的母親開車載她，車子不慎衝過護欄，從懸崖摔到河中。母親在劇烈撞擊下當場死亡，女兒則困在車內，冰冷的河水漫入車子，救護人員花費一番功夫才把少女救出，但她早已心跳停止，沒有呼吸。

從那一刻起，整個醫護團隊就像鐘錶的齒輪一樣有條不紊地運作。救護人員把少女救出來開始做心肺復甦術時，醫院已得到通知。在幾分鐘之內，少女就被送到醫院。外科團隊直接把她送到開刀房，接上人工心肺機。一個步驟接著一個，連接得完美無瑕。由於搶救的速度夠快，少女仍有存活的機會。

她的身體慢慢回溫，心臟也恢復跳動，但仍需仰賴人工呼吸器。醫師給她輸液，並從靜脈注射藥物。翌日，她就能自行呼吸，身體功能也都恢復了，醫師於是幫她拔除身上所有的管線。再過一天，她已在床上坐起，準備回家了。

CHECKLIST

3 向建築界取經

一九七八年，也就是這棟大樓啟用的第二年，
普林斯頓大學一個工程系學生，
打電話請教拉梅蘇瑞大樓結構安全問題，
這時，拉梅蘇瑞才發覺這個致命的錯誤：
這棟大樓將無法抵擋每小時一百一十二公里的強風。

飛行清單使用了四十個年頭之後，我們漸漸了解清單似乎對每一個人都有好處，就算是經驗豐富的老手也可因此避免很多錯誤。清單就像一種認知的安全防護網，在我們的記憶力和專注力出現漏洞時及時彌補，也使我們不遺漏任何一個細節。清單既然有這麼多的好處，應該還有很多我們意想不到的用途。

然而清單也不是萬能的，總有限制。因此，我們必須辨識哪些情況可用清單來幫助，哪些情況則否。

約克大學的齊默曼（Brenda Zimmerman）與多倫多大學的葛勞伯曼（Sholom Glouberman）致力於複雜科學研究，他們認為世界上有三種不同的問題：一種是簡單的，一種是技術層面複雜的，第三種則是組成複雜的。簡單的問題如做蛋糕，照食譜做就行了，雖然必須學習一些基本技巧，只要熟練，一般都能成功。

技術層面複雜的問題就像把火箭送上月球。雖然這種問題有時可以拆解成一連串簡單的問題，但不像照食譜做菜那麼簡單。要解決複雜的問題需要不同專長的人，通常需要多個團隊和專家，而且常常會出現讓人意想不到的困難，必須注意時機的掌握和協調。

至於組成複雜的問題，就像孩子的教養。齊默曼和葛勞伯曼指出，每一個孩子都是獨一無二的，即使你已有生養孩子的經驗，並不表示下一個孩子就可以養得一樣好。教養不像把火箭送上月球，只要一旦知道技術，就可複製，把其他火箭也成功送上去，並精益求精。面對教養孩子這種組成複雜的問題，專業知識固然重要，然而每一個孩子需要的教養方式可能截然不同，而且會衍生其他複雜的問題，成果也難以預期。我們只知道教養出好兒女是可行的，如此而已。

我們再來想想下列事件：一九三五年波音二九九型轟炸機在試飛時要如何免於墜毀？在二〇〇三年如何避免中央靜脈導管感染？以及在二〇一〇的今天，我們如何搶救溺水的人？每一個事件的關鍵問題本身其實並不難。波音轟炸機飛行員只要注意升降舵解除鎖定；中央靜脈導管的插入需保持無菌；至於救治溺水的人則需準備人工心肺機。這三者都是可以處理的，只要經過清單的監督與確認，及時改正，問題就可迎刃而解。

我們常被簡單的問題團團包圍，應接不暇。例如在幫病人插中央靜脈導管時忘了戴口罩這個簡單的動作，或者看到病人心臟邃停心電圖成一直線時，你猛想原因，想到九個可能，卻忘了還有一個原因是鉀離子過量。又如律師在稅務詐欺案忘了被告可能採取某種欺騙手段，或者忘了法官訂出的截止期限。另外像警察辦案，可能忘了告訴目擊證人，行凶者可能不在那站成一排的嫌犯當中。這類錯誤都可以用清單來攔截。

但加護病房的工作大抵而言都不簡單。以中央靜脈導管的置放而言，只是每日必須執行的一百七十八項工作之一。加護病房的工作如此繁多，怎麼可能針對每一項工作都列一張清單？加護病房的病人照護不像看食譜做菜那麼容易，需要不同專科的醫師協力合作，才能應付各種不同的狀況，不是靠清單的強制功能就能因應的。

再者，每一個人都是獨特而複雜的個體，和火箭不同。即使有兩個病人都得了肺炎，被同一種細菌感染，同樣出現咳嗽、呼吸急促的症狀，血氧濃度低下的程度也一樣，但若給予同樣的抗生素治療，可能一個人好轉，另一個人的病情卻完全沒有改善。醫師必須面對種種無可預期的變化，這樣的問題似乎不是用清單就可解決的。在醫療上，什麼問題都可能遇上，包括簡單的、技術複雜的和組成複雜的，臨床醫師常常只能見招拆招，哪有時間搞什麼表單，照顧病人要緊。

這些問題長久以來一直在我心頭縈繞。我想當一個好醫師，把我的病人照顧好，但我什麼時候該根據自己的判斷，什麼時候該依循既定的原則來做？如果你想做好一件事或完成一件困難的任務，必然會碰到這樣的難題。你希望把事情做好，但不能只是照本宣科，還需見機行事，運用自己的判斷力和能力，解決種種無法預期的困難。顯然，清單可以解決一些簡單的問題，但如果遇上複雜的難題，清單是否還幫得上忙？

我苦思良久，沒想到答案就在大馬路上。

如何確定大樓不會倒？

二〇〇七年，一個晴朗的一月清晨，我從醫院停車場走出來，沿著人行道走向醫院大廳入口之時，突然注意到醫院正在興建新大樓。當時，大樓還在立鋼架，已經蓋到十一樓了。這棟大樓占據一整個街區，好像在一夜之間從空地冒出來似的。我站在街角，看著一個建築工人在四層樓高的一根大樑上銲接一個接頭。我心想：這些工人怎麼知道這樣施工沒問題？如何確定他們蓋的大樓不會倒下來？

這棟樓不算特別大，將會有一百五十間單人病房（醫院本館大多數老舊的多人病房也會改成單人房）和十六間設備新穎的開刀房（這當然是我非常期待的）。這樣的大樓沒什麼特別，全國各地肯定還有好幾十棟更高、更大的建築正在興建。

但是，這棟樓絕不是小工程。後來，我從醫院的房地產主管口中得知，醫院新大樓占地約一萬坪，地下三層，地上十一層，總工程費高達三億六千萬美元，要用掉三千八百八十五噸鋼、近一萬立方米的混凝土，安裝十九組空調箱、十六部電梯、一座冷卻水塔和一部緊急發電機。工人將挖出七萬六千立方米的土，裝設長達十九公里的銅管、七十五公里的管道和一百五十二公里長的電線——這麼長的電線，可一路拉到緬因州。

我想，是的，這樣的大樓不可能倒下來。

我是在俄亥俄州的雅典長大的。十一歲那年，我決定自己動手做書架。我向媽媽要了十塊錢，騎腳踏車到里奇蘭路的一家五金行。我還記得店員人很好，耳朵毛茸茸的。在他的協助下，我選購了四塊長一百二十公分、寬二十公分、厚二公分的松木板。我還買了一罐塗料、一罐亮光漆，幾張砂紙和一盒鐵釘。我把這些材料拖回家中的車庫。我小心翼翼地把尺寸量好，然後把層板釘在側板上，釘好後，就把書架立起來。看起來很不錯。我用砂紙把木板表面磨光，再上塗料和亮光漆。大功告成之後，我隨即把書架搬到我的房間，放上幾本書。結果，整個書架往一邊傾斜，像跌跤的醉漢摔在地上，中間的兩塊層板和側板分開了。我於是釘了更多釘子，然後再把書架立起來。沒想到又往另一邊倒。重新釘的時候，我特別注意朝著某個角度釘下去，希望這次書架能站穩。沒想到，這書架還是像扶不起的阿斗。最後，我索性把書架釘在牆上，這才牢靠。我這才學到支撐的概念。

此時，我抬起頭，目不轉睛地看著這棟新大樓。即使發生地震，整棟樓依然必須筆挺站立。我在想：這些建築工人怎麼有信心，確定他們做得沒錯，這棟大樓絕對不會倒塌？我後來發覺我的問題可以拆解成兩部分：首先，他們如何知道自己應該擁有什麼樣的知識？其次，他們如何正確應用這樣的知識？

這兩個層面都很微妙。建築師在設計一棟大樓之時，必然得考慮到非常多的因素，包括基地的土質，預定建築的高度、結構、材料強度等等。在把藍圖變成實體之際，想必又會遭遇到無數困難，但他們還是設法使團隊的每一個人都做好自己的工作，不但必須按照正確的順序，還要有應變能力，以因應無可預期的困難和變化。

建築師顯然是成功了，建造出來的大樓屹立不搖，也在世界各地成功建造了幾百萬棟高樓大廈。儘管這幾十年來建築變得非常複雜，建築師和建築工人都講究分工與專精，從打樁到加護病房的管線配置都表現出專業水準。這樣的工作就和其他專業人士如醫師或教師一樣，每個人都有自己專精的領域，不是外行人能夠干預的。

學校沒教的還很多

我找一天去拜訪醫院新大樓的結構工程師沙爾維亞（Joe Salvia）。我告訴他，我想了解他們這一行。我還真找對了人。自從六〇年代末，波士頓地區大多數的醫院建築工程都是由他的公司麥納瑪拉－沙爾維亞工程公司（McNamara/Salvia）承包的。他們不只蓋醫院，還蓋很多飯店、辦公大樓和公寓。其他重要工程包括波士頓紅襪隊主場芬威球場（Fenway Park）的改建。這個球場可容納三萬六千名觀眾，左外野那面高達十一公尺人稱「綠色怪獸」的巨牆（上有二百七十四個座位）更成為美國大聯盟最著名的地標、紅襪球迷的聖地。沙爾維亞工程公司最專精的就是設計和興建既複雜又巨大的高樓，全美各地都有他們的作品。

沙爾維亞所建最高的摩天大樓在邁阿密，樓高八十四層。而他們在羅德島帕維敦斯市興建的一座大型商場，所用的鋼料（二萬四千噸以上）在東岸建築裡數一數二。近年，他們在紐澤西州東拉瑟福德興建的仙那都購物娛樂中心更是世界最大。裡面包括了紐約巨人隊與紐約噴射機隊的球場、可容納三千名觀眾的音樂廳、全美國最大的電影院，及美國第一座室內滑雪場白雪公園。過去幾年，麥納瑪拉－沙爾維亞工程公司的工程師每年約完成五十到六十個建案，平均一個禮拜蓋一棟大樓，每一棟皆固若磐石，沒有倒塌的危險。

沙爾維亞的辦公室就在波士頓市中心。他現年六十一歲，童山濯濯，說起話來有濃厚的波士頓口音。他熱誠親切得就像是個好客的主人，與我印象中的工程師截然不同。我問，他怎麼知道他設計的大樓沒問題。他告訴我，他設計的第一個工程是一個小型購物商場的屋頂。

那時，他才二十三歲，剛從大學畢業，是從麻州東劍橋出身的窮小子，父親是維修工人，母親在一家肉品處理廠工作，但他功課很好，是家族裡第一個上大學的。接著，他申請上塔夫斯大學的醫學院，但在有機化學課受到挫折。

他說：「教授要我們背一大堆公式。我說：『我知道那些公式在書裡的什麼地方就好了，為什麼要背？』教授說：『你不想當醫生了嗎？如果你要走這一行，什麼都得背下來。』豈有此理！再者，我也不會死背，就不念了。」

但沙爾維亞擅長解決複雜問題。他試著解釋他如何在腦中解決一元二次方程式，又說：「我也喜歡創新的概念。」他因此轉換生涯跑道，進入工程這個既科學又實用的領域，而且樂此不疲。他說：「我學了基本靜力學、動力學，像是牛頓第二運動定律F＝ma。」他還習得諸如鋼材、混凝土與土壤等材料的特性。

他剛進入薩慕納－夏恩（Sumner Shane）建築工程公司的時候，還沒有任何實務經驗。這家公司專精的是購物中心的結構工程，他們承包的一個案子是在德州興建購物商場，沙爾維亞負責的是屋頂工程。他發現他真的從教科書和建築法規學會蓋堅固的屋頂。

他說：「我在大學的時候已學過用結構鋼來做構架式設計。」根據當地建築法規，他知道他們興建的建築需要何種強度的鋼、什麼樣的土壤成分，以及雪荷重、抗風力與抗震力等規定。在談合約之時，他已知建築物的大小、樓層數、商店和卸貨平台的位置，所以把結構上的因素考量進去就可以開始做設計了。他用一張紙邊畫邊向我解釋。一開始，他先畫個長方形，接著畫上商店的牆、出入口和走道——購物商場就這麼成形了。

「你在有屋頂覆蓋之處都畫上格子，」他說，接著用小小的叉叉標示柱子的位置，「剩下的就是代數的問題。你根據屋頂的面積和厚度算出重量，假使每隔十公尺立一根柱子，就可以計算出柱子的荷重及斷面積。最後再做驗算，確定每一個部分都符合規範。」

這些都是他在學生時期已經學會的，但他發現學校沒教的還很多。他說：「你知道就幾何理論而言怎麼設計最好，但實際執行的時候又是另一回事。」例如，當時他就對價格不甚清楚，只要他變更材料的大小和種類，工程造價就不一樣了。此外，還有美學的問題，像是客戶不希望樓層正中央有柱子或是視線被柱子擋住。

「要是由工程師做主，所有的建築物都會像個長方形的盒子。」他說。然而，每一棟建築不管大小都是獨立而複雜的個體，如果出現問題，不是翻看教科書就能解決的。例如，他後來成立自己的公司之後，曾承包波士頓國際廣場（International Place）的大樓建造工程。那棟四十六層、鋼構玻璃帷幕大樓已是波士頓著名的地標，是名建築師強生（Philip Johnson）所設計的，造形十分特殊：一個圓柱體嵌入一個長方體。這種形狀的摩天樓前所未見。沙爾維亞解釋，從結構工程師的觀點來看，圓柱體的大樓問題很多。如果是方形建築，支撐力要比圓形的多六〇％，碰上強風或地震也不易扭曲或歪向一邊。然而為了實現建築師的美學夢想，他帶領的團隊不得不發明新的工法。

他入行之初為購物商場設計的屋頂或許比較簡單，但他那時似乎還是遭遇到無數困難。除了必須考量到材料價格和美觀，他也需要和其他工程師協調合作，如給排水工程師、電氣工程師、機械工程師等，因為他們老是想在他要立柱子的地方裝設管線和空調箱。

他說：「建築就像人體。」建築也有皮膚、骨架，水管就如人的血管系統，而通風設備就像呼吸系統。建築也有神經系統，也就是配線系統。他說，今天的建築工程大約需要十六種專業人士。他拿出一本建築計畫書給我看。那是他正在興建的摩天大樓，高達一百二十一公尺。他翻開目錄，上面列出電梯系統（包括手扶梯）、機械系統（暖氣、通風、給排水、消防等）、泥水工程、混凝土工程、鋼骨工程、電氣系統、門窗、防水、隔熱工程、粗細木作、整地工程（包括開挖、棄土處理、抽水、施工通路），一直到地毯鋪設、油漆、造景和害蟲防治，可說巨細靡遺。

這些大大小小的工程一樣都少不了，而且必須環環相扣成為一個整體，每個步驟也必須確實執行、彼此協調。表面上看來，似乎複雜到驚人的地步。沙爾維亞說，為了因應這樣的複雜，整個建築業不得不跟著演進。

他解釋，從中古時期到現代，主要的建築工程都是聘請大建築師來進行的。大建築師從設計、施工到監工，從柱廊到水管都必須一手包辦，不管是巴黎聖母院、聖彼得堡大教堂乃至美國國會大廈，都是大建築師的作品。然而，到了二十世紀中葉，由於建築工程的每個階段既多變又複雜，已不是單單一個人應付得了的。從此，大建築師從這個世界絕跡。

建築工程最初的分工是把建築設計和工程設計分開來，然後又把每一個部分細分出來，最後成為兩組人馬：一邊是建築師帶領的團隊，另一邊則是工程師的團隊，每一個人都有自己的專業。其實醫療也是，包含許許多多的專家和超專家。

然而，我們醫界還停留在大建築師的時代，也就是一個大醫師拿著處方箋，帶領一群小醫師，從診斷到治療，執行整個醫療過程。其實，有三分之一的病人，在生命的最後一年，至少需要十個專科醫師的照護，或許還需要十來個醫事人員的協助，如護士、醫師助理、藥劑師和居家護理師等。我們不但故步自封，不知變通，重複治療，浪費醫療資源，還常常出錯，而且不能協調。

沙爾維亞說，建築工程絕不允許這樣的錯誤。就像他第一次為購物商場設計屋頂，不管碰到多複雜的問題，都沒有犯錯的餘地。萬一他設計的屋頂無法承受積雪的重量垮了下來，就會造成無數死傷，接著就必須面臨訴訟與巨額賠償。因此，所有的建築工程都只許成功，不許失敗，絕非大建築師一個人可以承擔的，不管是建築師、工程師和建商早就認清這個事實，採取絕對穩當的做法。

摩天大樓的工程進度表

沙爾維亞請我到他正在興建的一處建築工地，讓我實地看看他們工作的情況。在燦爛的陽光下，從他辦公室走一小段路就來到這棟高達三十二層的摩天大樓俄羅斯碼頭（Russia Wharf）。大樓占地約二千四百坪，是棟住商混合大樓，總樓地板面積約二萬坪。

這棟樓十分壯觀。從十八世紀末到十九世紀，這裡是美國與俄國通商最重要的碼頭，因以為名。貨船載運鋼鐵、麻纖維和帆布，在聖彼得堡與波士頓之間航行。當年，波士頓茶葉黨就在隔壁的葛里芬碼頭進行毀茶事件。沙爾維亞興建的這棟鋼構玻璃帷幕大樓屹立於港口，建於新古典復興風格的舊樓之上。舊樓高十層，正面那道已有一百一十年歷史的磚牆保留，成為新建築的一部分。

我到工地的時候，沙爾維亞看到我的打扮——藍色布魯克斯兄弟高級襯衫配黑色樂福皮鞋——不禁發出一聲輕笑。

他說：「如果你要踏入工地，一定要穿合適的鞋子。」

舊樓內部早就清空了，從半空中升起的新大樓鋼骨結構已經蓋到十四樓，上面有個塔式起重機（俗稱塔吊）。跟這龐然建物比起來，我們就像螞蟻一樣小。我們繞過兩部混凝土預拌車，從指揮交通的警察身邊走過，越過幾個泥水坑，進入大樓工程的總承包商莫里亞堤公司（John Moriarty and Associates）設於一樓的工務所。在我從電影得到的印象裡，工務所總是擺著生鏽咖啡桶，收音機樂聲震耳欲聾，工頭叼著菸，對下面的工人大吼小叫。然而，莫里亞堤的工務所大異其趣。這裡有六間辦公室，工作人員穿著工作靴、牛仔褲和黃色反光安全背心，不是坐在電腦前，眼睛盯著螢幕，就是看著投影片，坐在會議室開會。

有人給我一頂藍色安全帽，要我戴上，並在保險合約上簽字，然後帶我去見「專案經理」工地主任（按：台灣稱工地主任）歐蘇利文（Finn O'Sullivan）。歐蘇利文是個身高一九〇的彪形大漢，笑容滿面，講起話來有濃厚的愛爾蘭口音。有人告訴我，現在沒人叫「工頭」了，大都改稱「專案經理」。歐蘇利文說，每天在這裡工作的人約有二百到五百人，這些人來自六十家分包商。我發現歐蘇利文每天處理的問題極其複雜，必須具備豐富的知識，與我們醫師相比，真是有過之而無不及。他說，儘管要考慮到的層面多如牛毛，他不可能了解每一個細節，但他和他的同事必須確定每一個人都做好自己的工作，工程才能進行順利。然而，我還是不知道他在說什麼，直到他帶我到會議室，我看到牆上掛了一堆像砧板一樣大的表單，才恍然大悟。那些表單就是清單。

歐蘇利文解釋，這些都是工程進度表。我細看，發現他們把每一天必須完成的每一件事全部列出來，如當月十三號，十五樓打混凝土；十四號，鋼料交貨。我還發現他們的進度表有好幾種，上面有五顏六色的標記，也用紅筆特別標出必須先完成的關鍵步驟。每項工作完成後，監工會向歐蘇利文報告，等他確認無誤之後，即在電腦的進度表上加注完成記號。他每週也會把下週的進度表列印出來。這棟大樓的工程進度表其實就是一張長長的清單。

由於每棟大樓都是獨一無二的個體，每棟大樓的清單也都不同。擬定工程清單的人來自十六種建築專業，包括負責結構工程的沙爾維亞。他們會把總清單傳給每個小包和其他專家，讓他們覆核是否每個細目都正確無誤，也沒有疏漏之處。

這樣每日計畫與追蹤的結果，就得以確保施工確實，而且不會延誤。即使整個建築團隊多達好幾百人，甚至好幾千人，也能使他們在一定的時間、按照一定的方式，完成某項工作。

沙爾維亞公司的首席結構工程師盧拉德（Bernie Rouillard）帶我到工地現場逐層參觀。我必須先聲明，我可不喜歡高的地方，然而我還是戴上安全帽，跟在他後面，走過標示牌（上面寫著：「警告：非工作人員不得進入」），繞過一捆生鏽的鋼筋，順著木板鋪的通道進入大樓，然後踏入一個鐵籠般的橘紅色電梯，哐啷哐啷地來到十四樓。走出去，只見一大片空曠的灰色地坪，沒有牆，外圍立著幾根高三米六的鋼柱。樓面中央部分是一個由鋼筋混凝土壁圍成的長方「核」（樓梯、電梯間），十分巨大。

「這裡的視野好極了，什麼都看得到。」盧拉德說，還跟我招手，要我過去，一起站在大樓邊欣賞美景。風很大，讓我幾乎站不住腳，我只走了幾步，就不敢再往前。我順著盧拉德的指引看底下的碼頭風光，居高臨下，不由得暈眩起來。接著，他指給我看懸吊天花板的金屬桁架。背對外面，我就覺得好多了。

他說，接下來要做的是桁架的防火被覆。

「金屬桁架還需要防火嗎？」我問。

他說，是的，即使是金屬，經過烈火焚燒也可能失去剛性，變得像義大利麵那麼軟，這就是世貿中心倒塌下來的原因。他帶我從樓梯走到下一層。我看到已經噴上防火石膏的桁架，灰灰的、毛茸茸的。

我們再往下走幾層，盧拉德指著大樓外牆說，這幾樓的「皮膚」已經掛上去了。那一片片由玻璃和鋼框構成的閃亮外牆，每隔一米多固定在混凝土樓板上。愈下面的樓層，進展愈快。有一組包商負責在皮膚裡層組裝輕質牆。水管工也接好了給排水管。接著進行的是通風管路。快走到最下面的樓層時，我發現泥水工程、水電管路都已經完成，連樓梯欄杆都安裝好了，所有的細節一絲不苟，教人嘆為觀止。

溝通進度表

然而，參觀上面樓層的時候，即使像我這樣的建築大外行也看出一個問題。由於最近多雨，每個樓層靠近中央核的地方都積了水。地面就像碗一樣，中央凹陷，才會出現這種現象。我向盧拉德詢問此事。

他說：「是的，業主也注意到了。他們不大高興。」他解釋這應該是建物中央核的混凝土重量加上當地地質因素，以致核的沉陷快過預期所致。此外，上面還有十八層樓待建，外圍的鋼柱還沒組立，等到鋼柱全部立好後，樓板即可望變平。

對我而言，吸引我的不是盧拉德的解釋，我對他的說法也無從置評，但我確知樓板往中央傾斜是工程清單未曾預見的問題。至少，他們必須把積水清除乾淨，然後調整進度表。但是，光這點就可能影響到整個計畫。此外，他們還必須評估這個狀況嚴不嚴重。我很好奇他們將如何處理。他們要從何得知這種沉陷平常得很，等到鋼柱立好，樓板就會變平？盧拉德承認，工程當中可能出現各種變數，這的確是非常複雜的問題。

回到工務所，我問歐蘇利文，他們的團隊將如何處理這個狀況。當然，蓋摩天大樓不容易，工程師必然會碰到千百種無可預期的難題，無法先在清單中列出來。治療病人也是，常會突然出現狀況，我們的做法則是讓專科醫師來做決定，讓醫師有自主權。以樓板傾斜的問題而言，應該負責的專家是盧拉德。假使我們把這個建築工地當成病房，盧拉德就是醫師，那就要看他的判斷了。

但歐蘇利文指出，這麼做有一個缺點。建築中的大樓就像病人，需要十六個不同科別的專科醫師來照顧。在沒有一個大建築師能夠挑起所有重擔的情況下，由一位專業人員自主決定將會帶來災難，衝突與疏漏勢所難免。一棟摩天大樓無法直挺挺的站立，在我看來，就像是碰上最棘手的病人。

我問，那麼你們打算怎麼做？

歐蘇利文拿出一張紙給我看。那張紙本來貼在會議室左手邊的牆上，在工程進度表對面。歐蘇利文說，這張表單叫做「溝通進度表」，也是一種清單，但追蹤的不是工程本身，而是溝通的進行狀況。專案經裡工地主任碰到預期外的問題以及不確定的狀況時，必須確保在幾月幾號之前，知會所有該知道此事的人。

每一個專業人員都能表達自己的看法，然而同時也必須考慮到別人的意見，討論突發事件要怎麼處理，並得到最後共識。當然，沒有人是先知先覺，可以預見所有的問題，如果有人事先察覺出有什麼不妥的，可以提出來。因此，這張清單除了詳列誰必須與誰就某個問題在某個日期前進行討論，也列出每一個人提交的問題，等問題解決，才能進行後面的工程。

例如，溝通進度表上寫著月底之前，電梯承包商、安裝工人和工程師必須檢查到十樓的電梯工程。電梯車廂是由工廠製造、測試合格的產品，必須由專業工人進行安裝，然而不是裝好了就可安全運作。反之，他們必須設想是否有任何問題，可能疏忽了什麼。問題可能出在哪裡？誰知道怎麼解決？這就是複雜的本質。如果你找對人，把他們湊在一起，讓他們腦力激盪，就可能發現問題，及早解決。

因此，溝通進度表是讓他們交換意見的好辦法。電梯承包商必須在三十一號之前和安裝工人與電梯工程師溝通。消防工程必須在二十五號之前討論完成。而在半個月前，結構工程師、工程顧問及業主已就中央核沉陷、樓板積水的問題討論過了。

我看到那個項目前面的方框已打了個勾，代表已經完成。我問盧拉德，他們討論得如何。他說，該出席的人都出席了，大家一起討論種種可能。業主和承包商相信工程師和顧問的說法，認為上面樓層的鋼柱立好後，樓板就會變平。他們已著手清理積水，調整進度表，然後散會。

群體的眼睛

雖然在複雜的環境中必須面對種種未知與不安，建築工程師認為溝通可以解決問題，相信最後一定會克服困難。他們不相信單單一個人的智慧，不管一個工程師再怎麼有經驗，都無法解決如此複雜的問題。只有藉由群體的眼睛正視問題，才能做出抉擇。

雖說人非聖人，孰能無過，但我們或許可以減少錯誤。

在工務所後面的一個房間有個理平頭、年約三十的年輕人。他名叫魏爾許（Ryan Walsh），身穿黃色反光安全背心，面對兩個大型液晶電腦螢幕。魏爾許解釋說，他的工作是把所有承包商提出的工程計畫彙整後輸入電腦，建立每一樓的3D圖像。他在螢幕上顯現頂樓的樣貌給我看，這一層他目前已輸入了九個工種的資料，包括結構、電梯、給排水管線等。他用滑鼠帶我到各處參觀，好像我們真的在大樓裡面的走廊，可以看到牆、門、安全閥等等。他說，更重要的是，我們可以藉由這些電腦立體模擬圖像發現問題，如某個地方安裝管線後淨高不足，可能讓人撞到頭等。他還給我看一個衝突偵測（Clash Detective）程式，任何規範若彼此衝突或是不符合建築法規就會出現警告。「例如鋼樑經過的地方剛好是計畫安裝燈具的地方，衝突偵測程式就會將螢幕上的鋼樑變色，」他說：「你可以發現幾百個地方有衝突，我甚至曾發現過兩千個衝突處。」他解釋說，然而只是在螢幕上變色還不夠，你必須設法解決這些衝突，把負責的工程師找來討論。因此，他們也利用電腦找出問題，在溝通進度表上排定日期並列印出來，也把這份資料利用電子郵件傳送給相關人員。

他們還使用另一種叫做「專案中心」（ProjectCenter）的程式。任何人只要發現問題，包括工地工人，都可以利用這個程式傳送電子郵件給相關人員，追蹤進度，並確定溝通進度表上多了這個必須解決的問題。我們回到沙爾維亞公司的辦公室後，盧拉德讓我看他這個禮拜收到的一封電子郵件。一個工人用附加檔案傳送了一張他剛栓好的一支三米六I型鋼樑的照片來。由於安放位置不夠精準，四個螺栓只有兩個可以對得上。他問，這樣可以接受嗎？盧拉德答覆說，當然不行。他們一起想出一個解決辦法，也就是焊接上去。這封電子郵件及回覆自動傳給總承包商和所有相關人員，並要求大家在三天內確認這個解決辦法是否妥當。儘管這只是個小問題，但也可能影響到整個工程進度，因此相關人員都必須回覆他們是否已就這個問題進行溝通並著手解決。

早先，沙爾維亞曾告訴我，過去一、二十年工程科學的進步在於不斷追蹤與努力溝通。直到今天，我才完全了解這句話的意思。

清單的確有用

工程界願意運用策略來解決困難，而且認真執行教人動容。如沙爾維亞的合夥人、結構工程師麥納瑪拉（Robert McNamara）建造曼哈頓市中心的花旗集團大樓時就曾排除萬難，以達成夢想。這座大樓頂端呈四十五度斜角，獨樹一格。此地原是聖彼得福音教會，由於教會只願售予花旗集團空中建造權，且將在原址一角興建新的教會，花旗集團的摩天樓只能蓋在教會上方，以四個二十七米（九樓高）的塔柱做為支撐。這四個塔柱不像一般建築位於四角，而是立在大樓每一面的正中央，首席結構工程師拉梅蘇瑞（William LeMessurier）設計了許多巨大的人字形斜撐來增加結構強度。

這種四角懸空的設計予人很大的視覺震撼，花旗集團中心就像飄浮在第五十三街似的。然而，工程師以大樓模型做風洞實驗時發現，由於這棟大樓鶴立雞群，沒有遮蔽，恐怕禁不起強風襲擊。而只有飛機設計者才專精於處理迎面氣流和亂流，一般結構工程師不知道這棟大樓到底可容許搖擺到什麼程度。

怎麼辦？他們不想把建物分成幾部分或把尺寸縮小，麥納瑪拉建議用阻尼器做為抗風裝置，也就是在大樓頂端（第五十九層樓）安裝巨型彈簧，懸吊一大塊重達四百噸的混凝土，當大樓被強風吹得往左偏移時，混凝土塊就會偏往右邊，達到平衡，減少結構位移。

這個解決方案既高明又優雅。工程師用一個小模型再次進行風洞實驗，發現這種抗風裝置非常成功。不管如何，這麼複雜的建案總是會出現錯誤和讓人料想不到的問題。工程師發現只有團隊的所有成員確實溝通，才能把錯誤減到最少。業主也必須常和建築師、建設局的官員、結構工程師等討論，一起思考，看點子行不行，檢驗所有的計算，並把可能發生問題的地方都說出來，最後才能完成計畫，建造出偉大的摩天樓。

一想到各大城市都有如此設計複雜的建築，幾千幾萬人在附近生活、工作，教人不禁捏一把冷汗。這種做法似乎很冒險，也不聰明。然而我們還是相信建築師和工程師的專業，相信他們可以因應種種複雜的情況。而他們也知道光靠一己之力是不行的，必須群策群力，動用到每一個人的專長，才能把事情做好。他們利用清單確保每一個簡單的步驟都確實完成、沒有遺漏，同時也注重溝通，以解決所有無可預期的難題。

歐蘇利文告訴我：「在我們這一行，如果出現重大錯誤，最大的原因就是沒能好好溝通。」以花旗集團中心那棟摩天大樓為例，拉梅蘇瑞原來設計的人字形斜撐應該是用焊接的。然而焊接很費工，因此得多花錢，承包這部分工程的伯利恆鋼鐵公司建議用螺栓固定。根據他們的計算，應該可行，遂改用螺栓。後來，《紐約客》的一篇報導披露，當初伯利恆鋼鐵公司的計算不知為何並沒有經過拉梅蘇瑞的覆核，換句話說，查核工作漏了一關。

我們不知道當初拉梅蘇瑞若覆核了伯利恆鋼鐵公司的計算，是否就能發現問題，但在一九七八年，也就是這棟大樓啟用的第二年，普林斯頓大學一個工程系學生打電話請教拉梅蘇瑞大樓結構安全問題，這時，拉梅蘇瑞才發覺這個致命的錯誤：這棟大樓將無法抵擋每小時一百一十二公里的強風，而根據氣象資料，紐約市每五十五年至少會遭遇一次這樣的強風。遇此狀況時，斜撐的接頭將會斷裂，而建築物會從第三十樓開始垮下，此時，這棟商業辦公大樓已經不知有多少人在裡面上班。拉梅蘇瑞向大樓所有人與市政府官員坦承大樓的確不夠安全。那個夏天，紐約剛好面臨艾拉颶風侵襲的危機，工程人員擔心引起大眾恐慌，只能在夜晚祕密趕工，用五公分厚的鋼板焊接到那兩百根斜撐的栓接處做為補強。大樓終於轉危為安，直到今天依然屹立不搖。

雖然建築界的清單無法及時攔截所有的問題，但仍有傲人的成功紀錄。美國已有將近五百萬棟商業大樓、一億棟民宅和八百萬棟高聳的公寓，每年新建的商業大樓約七萬棟，新蓋的樓房則約一百萬棟，然而半倒或全倒的很少，摩天大樓倒塌的更是罕見。根據二〇〇三年俄亥俄州立大學的調查統計，美國平均每年嚴重的建築倒塌事件只有二十起，發生率約每年〇．〇〇〇〇二%。正如沙爾維亞所言，雖然現在的建築比起歷史上任何一個時代都要來得複雜，防震與節能的標準也高得多，建造時間與五十年前相比，卻足足少了三分之一。

清單的確有用。

CHECKLIST

4 理念

沃爾瑪的貨櫃車總計載送二千四百九十八車次的緊急物資，捐贈商品總值高達三百五十萬美元。

紐奧良傑佛遜區地方官布魯薩德受訪時說：「如果美國政府能像沃爾瑪那樣應變迅速，我們就不至於身陷這樣的危機。」

我發現建築界面對複雜情況時有一點很特別，也就是讓底下的人有權力。當權者碰到危機的時候通常會大權一把抓，自己來做決策。而清單即是在上位者的指示，要下屬確實完成交辦事項。我看到的第一張工程進度表，也就是貼在俄羅斯碼頭工程專案經理歐蘇利文會議室右邊牆上那張，正是這樣的清單。表上列出的每一個步驟的細節，所有工種的承包商都必須依指示行事。如果是簡單、例行性的問題，利用清單來查核，就可確實完成。

然而，歐蘇利文在另一面牆上還貼了另一種清單。這種清單代表面對複雜、非例行性問題的管理哲學。例如，一棟正在興建的三十二層摩天樓，十四樓突然出現問題，可能會造成危險，這時候該怎麼辦？這種清單的管理哲學是把決策權由中心推到周邊，讓基層根據自己的經驗與專業來應變。如果你是在上位者，你要做的就是讓基層人員充分溝通，並負起責任。這就是建築界解決難題的方式。

這種權力下放的策略也是民主的做法，目前建築界都這麼做。歐蘇利文說，就連建築審查也是如此。負責審查的政府官員並不會重新計算建築可耐受多大的風力，或是決定哪棟建築裡的某些接頭該用螺栓或用焊接固定。評估一棟大樓是否合乎建築法規，如俄羅斯碼頭或我們醫院的新大樓，不但需要專業知識，而且非常複雜，絕不是單單一個審查官員能夠做到的。雖然審查官員還是會到工地察看，但他們做的大抵是看承包商是否該檢查的地方都注意到了，同時要他們在切結書上簽字，保證完全按照建築法規來施工。審查官員把權力和責任交給承包商。

歐蘇利文說：「這麼做是有道理的。如果是民眾自己動手加建兩個房間，安全與否反倒比較令人擔心，因此他們在審查的時候會比審我們的案件更仔細。」然而，除了建築審查官員，我懷疑是否還有其他官員知道權力不下放就做不好事情的道理。卡崔娜颶風重創紐奧良，政府應變失當就是很好的教訓。

二〇〇五年，八月二十九日清晨六點，卡崔娜直撲紐奧良，在密西西比河出海口的普拉克明區登陸。最初的颶風報告低估了災情。不久，電話線斷了、手機基地台被吹倒了，電力也中斷，居民猶如身陷通訊孤島。到了中午，保護城區的防波堤被洪水攻破，幾乎整個紐奧良都泡在水裡。聯邦救難總署（Federal Emergency Management Agency）署長布朗（Michael Brown）明明在電視上看到了紐奧良的慘況，還是低估災情，在記者會上拍胸脯保證，災情已在掌握之中。

救難總署一般在評估災情之時，都靠國家氣象局等多個來源提供資料，這次卡崔娜颶風來襲，卻只有一個消息來源。那天下午，海岸防衛隊派一部直升機飛到紐奧良市區上空巡察。由於幾乎所有的通訊系統都中斷，海岸防衛隊只能利用電子郵件傳送下面的訊息：紐奧良一片汪洋，屍體在水面上飄浮，好幾百個人站在屋頂上，情況危急，災民急需救援。但是負責救災的高層政府官員當天沒收看郵件。後來，我們從參議院召開的聽證會得知，那些官員直到第二天才閱讀郵件，評估災情。

那時，紐奧良市區已有八〇%泡在水中。二萬災民被困在市中心的超級巨蛋裡，還有二萬人在會議中心避難。有五千人待在十號州際公路的高架路面上。大多數的居民都無家可歸，因為倉皇逃生，只帶了幾件換洗的衣服，不知誰能伸出援手。醫院也停電、缺水，在洪水的摧殘下一片狼藉，無藥品和設備堪用。因缺水缺糧，災民於是到處打劫。災後翌日，紐奧良已成沒有法紀的人間地獄。

很多地方官員和臨時救災組織的負責人努力連絡聯邦政府官員，想讓中央知道他們需要什麼，然而就是連絡不上任何人。好不容易擺脫電話的電腦語音選項，聽到真實人聲，又得等上半天，等候下面的人把消息傳上去。傳統的命令與控制系統很快就因不堪負荷而癱瘓。需要決定的事太多，握有的訊息又太少，因此中央不知道地方到底需要什麼。

然而，聯邦官員還是拒絕放棄傳統救災模式。在颶風剛過那幾天，每個小時的情況都在惡化，官員則為了誰才有權力提供物資，誰能做決定吵翻天。聯邦政府大權在握，不肯把執行救災的權力交給州政府，而州政府也不願把權力交給地方基層公務人員，更別提委託民間組織。

無政府的混亂加上歐威爾式的官僚作風，結果是既荒謬又悲慘。滿載飲水和糧食的卡車因為沒得到聯邦政府的核准，被擋在災區之外——只因他們跑太快了，聯邦救災計畫還未納入民生物資的支援。為了撤離災民緊急徵用的巴士遲遲未到。直到數萬災民受困兩天之後，地方政府求助的公文才送達交通部。同時，兩百輛地方通勤巴士仍閒置在災區附近地勢比較高的地方。

問題不是出在聯邦高官沒有同情心，而是他們無法了解權力下放的重要：在這種極度複雜的情況之下，權力必須儘速從中心推往周邊。每一個人都在等待國軍前來救援，但在中央集權的政府制度之下，災民的希望恐怕只會落空。

災後檢討之時，有人要聯邦安全國土部（Homeland Security）祕書長契爾多夫（Michael Chertoff）解釋，聯邦政府何以如此顢頇、無能。契爾多夫只是說，這是「恐怖的世紀颶風」、「超級天災」，不是任何人可以預知的大災難。但這不是解釋，而是藉口，頂多只能定義一個複雜的情況，而這種情況不是大權在握的中央政府官員可以解決的。

根據情況做出最好的決定

根據哈佛甘迺迪公共管理學院的個案研究，在這個節骨眼，最能洞悉情況複雜的是沃爾瑪超市（Wal-Mart）。這個結論恐怕要讓很多人跌破眼鏡。

這個零售業巨人的執行長史考特（Lee Scott）聽取簡報，得知紐奧良災情慘重之後，只發布了一個簡單的指令：「這是超級天災，本公司將盡全力救災。」他在與管理高層開會時說道：「你們要義無反顧，根據情況需要做出最好的決定，即使超越自己的職權也沒關係。」

一位與會主管回想當時的情景，說道：「是的，就是這麼簡單。」執行長指示各分店經理，要他們了解行事原則，讓他們放手去做。當時，沃爾瑪在紐奧良地區的一百二十六家分店因停電和淹水關店了，二萬名員工和他們的家屬流離失所，公司的首要目標就是先安頓這些員工。

不到四十八小時，半數受損的分店已恢復營運。根據現場一名沃爾瑪主管所述，由於災情過於慘重，滿目瘡痍，員工的第一要務已從營運轉為救災。

各分店經理已獲授權，可自行決定該怎麼做，於是先發放嬰兒尿布、瓶裝水、奶粉和冰塊給需要的災民。早在聯邦救難總署徵用民生物資之前，沃爾瑪的分店經理已印行簡單的物資兌換卡給災民，提供他們瓶裝水、睡袋、盥洗用具和一些救難用品，如斧頭、繩索、靴子等。一家沃爾瑪分店水淹近三層樓高，水退了之後，女助理經理開著推土機進入泥濘的賣場，把堪用的東西堆在停車場上，讓災民自行取用。她得知附近一家醫院的藥品快用完了，立刻把店裡藥房的存貨搬過去。她的臨機應變得到沃爾瑪管理高層的讚揚。

沃爾瑪資深主管把焦點放在訂定目標、評量進度，並與第一線的員工及政府官員不斷溝通。換言之，在這種複雜的情況之下，他們不是用下令與指示來辦事。情況每一刻都在變，他們注重的是讓每一個人表達意見。沃爾瑪成立的民間救難團隊還包括紅十字成員。（沃爾瑪也曾邀請聯邦政府加入，但政府拒絕了。）這個救難團隊還為員工成立了一個電話中心，二十四小時都有人接聽。一開始只有八個接線員，由於應接不暇，很快就增加為八十個人。

沃爾瑪的救災團隊因為得到高層授權，只要是幫助災民的好主意，直接去做就是了，不必上報，但他們必須互相協調、溝通。員工想出一些好點子，像在市區設立臨時藥品免費供應站，即使災民沒有醫院的處方箋也沒關係；還成立了支票兌現中心，不收取任何手續費，讓災民可以拿到現金救急。此外也設置了臨時診所，請急難救護人員在此為災民打預防針，以防水災帶來的傳染病（如霍亂、傷寒、痢疾、A型肝炎、腦炎、登革熱等）。

最令人印象深刻的是，在卡崔娜登陸四十八小時內，沃爾瑪的物流團隊已用貨櫃車把食物、瓶裝水、救難設備，通過層層路障，為這個瀕臨死亡的城市帶來一線生機。在聯邦官員來到災區勘察的前一天，他們早就發送食物與飲水給災民，甚至提供民生物資給協助救災的國民兵。救災任務告一段落之後，沃爾瑪的貨櫃車總計載送二千四百九十八車次的緊急物資到各收容所，捐贈給災民與災害控制中心的商品總值高達三百五十萬美元。

紐奧良傑佛遜區的地方官布魯薩德（Aaron Broussard）接受電視台訪問時說道：「如果美國政府能像沃爾瑪那樣應變迅速，我們就不至於身陷這樣的危機。」

每個領域都需要清單

卡崔娜颶風帶來的教訓被誤解了。有人認為這個悲劇再次印證私人企業因應複雜情況的效能要比公部門來得強。其實不盡然，儘管沃爾瑪成了救災英雄，在紐奧良不知還有多少大公司面對危機不知所措，如電力公司、電話公司和石油公司幾乎都陷入癱瘓。另外，公部門的政府官員其實還是有功勞的。例如在危機之初，警察局和消防隊號召路易斯安那州野外運動休閒社團的團員加入救災行列，以平底船救出六萬兩千個在洪水中載浮載沉，或受困於屋頂、閣樓的災民。

真正的教訓是：在真正複雜的情況下，沒有人能預期接下來會如何，也沒有一個人的知識與能力得以應付，如果有人試著從權威中心來操控，必然會一敗塗地。每一個人都需要行動與應變的空間。然而，如果人人各行其是，不互相溝通，一定會陷入混亂。反之，我們需要知道別人期待我們做什麼，也需要有自由發揮的餘地，例如我們必須互相協調，評估進度，看是否能完成共同目標。

蓋摩天樓的人就深深了解這一點。更令人驚訝的是，他們甚至把這樣的了悟化為簡單的清單。雖然不時會碰到複雜的難題，最後總能解決。

他們知道在自由與紀律之間取得平衡，不但注重個人的專長與能力，也強調團體合作。清單的運用有助於達到這種平衡：不但可使每一個呆板但重要的步驟確實完成，也可促進溝通與協調，讓人負起責任。然而光是要別人承擔責任還不夠，在上位者必須先授權，讓人有權力處理問題，面對所有不可知的挑戰。

我從卡崔娜颶風造成的災難和建築界做事的方式悟到一個理論：在複雜的情況之下，清單不只是助力，更是成功的要件。是的，我們都需要有專業判斷的空間，但要做出正確判斷，必須講究做事的程序。

被這「理論」啟發之後，我開始在令人想不到的地方發現清單的妙用。有一天，我從收音機廣播節目聽到美國重金屬搖滾樂團范海倫（Van Halen）的主唱羅斯（David

Lee Roth）有一項近乎變態的要求。不管哪一個演唱會主辦單位要和范海倫簽約，合約中都有這一條：後台必須有一碗M&M彩色巧克力，但每一顆咖啡色的巧克力球都要先挑出來。如果主辦單位不能做到這點，不但演出計畫要取消，而且需賠償樂團損失。有一回，范海倫樂團在科羅拉多演出之前，羅斯發現擺在他更衣室裡的那碗M&M巧克力居然還有幾顆咖啡色的，斷然宣布取消演出。這種事還不只一次。羅斯不是蠻橫，認為自己是名人就可為所欲為，他的巧克力條款其實是個巧妙的策略。

他在回憶錄《熱瘋了》（*Crazy from the Heat*）解釋巧克力條款的由來：「沒有一個搖滾樂團的舞台規模超過范海倫。我們的舞台裝置和道具足足要九輛十八輪大卡車來載運，一般樂團頂多只需要三輛。在舞台搭建的時候，錯誤層出不窮。如大樑的支撐力不夠、舞台地板下陷，或門太小無法讓設備通過等。合約的附加條款簡直像一本中文的工商名錄，因為我們的裝備實在太多，需要的人力也因而非常多。」他在附加條款的第一百二十六條加入上述巧克力條款，只是一個小小的測試，看主辦單位是否仔細看過條文。他在書上寫：「演出前，只要我在後台看到一顆咖啡色的M&M巧克力球，我們就必須逐項檢查舞台裝置的每一部分。保證你一定會發現問題。」廣播節目主持人評論說，所謂見微知著，羅斯不是用巧克力球整人。如果主辦單位不照合約規定進行舞台裝置，可是要命的疏忽！羅斯果然發現科羅拉多那場演唱會的主辦單位根本沒看到舞台的載重規定，可能唱到一半舞台就垮掉了。

我對收音機大叫：「那就是羅斯的清單！」

我的清單理論在艾登絲（Jody Adams）那兒再次得到印證。艾登絲是莉雅朵（Rialto）餐廳的老闆兼主廚。在波士頓，這是我最喜愛的餐廳之一。艾登絲曾在一九九〇年代初期被《美酒佳餚》（*Food and Wine*）雜誌推選為全美餐飲界最優秀的十大新人。一九九七年更榮獲詹姆斯．比爾德基金會頒發的最佳主廚獎，等於是美食奧斯卡獎。莉雅朵經常名列美國最佳餐廳排行榜，《君子》（*Esquire*）雜誌最近也特別推薦。艾登絲的拿手好菜就是風味獨特的義大利地方菜。

艾登絲的廚藝屬於自學而成，她大學念的是布朗大學人類學系，沒上過烹飪學校。她說：「可是我對做菜非常有興趣。」於是後來到餐廳工作，從切洋蔥學起，終於創造出自己的風格。

艾登絲不但廚藝過人、工夫爐火純青，而且莉雅朵餐廳自開幕以來，多年來一直保持一流的水準。我很好奇她是怎麼辦到的。我知道漢堡王和墨西哥速食連鎖店塔可鐘（Taco Bell）都有嚴謹的製作程序，廚房就像工廠裝配線。但在高級餐廳，菜餚永遠在演進、精益求精，展現獨特風格，不可能像工廠製造的產品一成不變。儘管如此，像莉雅朵這樣的高級餐廳依然必須日復一日、年復一年，每個晚上提供最精緻完美的菜餚給一百到三百位顧客。我想，他們一定有一套獨門工夫，才能立於不敗之地。艾登絲邀我去廚房看看。

於是，一個禮拜五晚上，我來到莉雅朵餐廳狹長的廚房，坐在高高的凳子上旁觀。這裡忙得就像菜市場，不時有人大呼小叫，一頭的烤爐冒出火舌，另一頭的煎鍋嘶嘶作響。艾登絲和她手下的廚師在五個小時之內為一百五十個客人獻上最美味的菜餚。那晚的菜單包括：番茄焗湯加上文火煮的洋蔥和大蒜；鱈魚泥墨魚義大利餃佐節瓜花與龍蝦醬；烤鮭魚配甜玉米、傳家寶番茄（一種多皺褶的古老種番茄）和醃彩椒；香烤醬鴨佐巴沙米可醋、芥末、迷迭香和大蒜，以及其他三十幾道令人垂涎三尺的佳餚。

我在一旁看得目瞪口呆，像在觀看特技表演。艾登絲的手下半數都上過烹飪學校，絕大多數都有十年以上的餐廳工作經驗，而且每一個人都有自己的專長。這裡有糕點主廚、麵包主廚、燒烤主廚、油炸廚師、甜點主廚、行政副主廚以及侍酒師等。他們在莉雅朵工作多年下來，廚藝也不斷精進。當然，我是烹飪的門外漢，看不懂門道，而且，雖然我是外科醫師，他們還是不肯讓我接近刀子，不過至少糕點主廚傑伊熱了奶油給我看，並告訴我如何目測義式麵疙瘩是否煮好了。艾登絲也用兩根指頭捏一點鹽示範給我看，說這就是一般食譜說的「一小撮鹽」。

廚藝講究技巧和創意。今天很多主廚更成了名人，他們的大膽和新奇的手法教人耳目一新，因此電視上的美食節目往往大受歡迎。但是，我在莉雅朵看到的卻是紀律——低調、嚴謹的紀律。我也發現，這紀律的中心就是清單。

首先是食譜。食譜就是一種最基本的清單。每一道菜都有食譜。他們把食譜列印出來，一張張放在檔案夾中的塑膠護套中，然後放在每一個部門。艾登絲很在意她的廚師是否使用食譜，她自己當然也用。她說：「如果要長期保持品質不變，一定要看食譜做菜。」

艾登絲在甜點部門旁邊釘了塊布告板，上面張貼她給廚師的電子郵件。最新貼上去的一張是她在昨夜十二點五十分傳送給廚師的意見。「炸餅：香料、大蒜再多一點……

口味重一點。玉米鬚要拔乾淨！奶油玉米放在圓盤裡，不是方盤！香菇：多一點青蔥、大蒜和馬薩拉酒。要看食譜！」

廚師並不喜歡每一次都看食譜做菜。已經做過幾百次奶油玉米，閉著眼睛也會做，為什麼要看食譜？艾登絲說，如果不看食譜，就會開始馬虎。

但莉雅朵餐廳的食譜並非一成不變。我看到的每一道食譜旁邊都寫了些修正，很多是廚師提供的點子，有些食譜甚至需要重寫。

例如有一道新菜必須把整隻龍蝦從中剖開，淋上干邑白蘭地與魚湯煮成的醬汁，最後加上短吻蜆和西班牙臘腸。這道菜出自名廚柴爾德（Julia Child）的食譜。在把新菜加入菜單之前，艾登絲總會請她的班底試幾次，看看有什麼問題。像食譜說要把剖開的龍蝦用橄欖油嫩煎，結果有時龍蝦煎得太老，有時卻沒熟。此外，等客人點菜之後再做醬汁也很耗時。只要等八到十分鐘，菜還沒上，客人就不耐煩了。

艾登絲和兩個廚子修正這道菜的做法。他們決定先做好醬汁，而且先把龍蝦煮半熟，再試做一次。結果非常理想，因此重寫食譜。

他們也為每位顧客印一張清單。顧客點好菜之後，廚房裡的印表機會立即把清單印出來，上面有桌號、人數、菜餚名稱和注意事項（如對哪些食物過敏、牛排喜歡幾分熟、這次來餐廳是為了慶祝生日或結婚紀念日等，以及客人是否為重要人物，艾登絲本人必須前去致意。）所有注意事項都會輸入電腦，客人再次訂位即會自動加在清單上。

清單一列出來，行政副主廚就像指揮官一樣，大聲唸出每一項。

「香菇下鍋！莫札瑞拉起司下鍋！下一個：龍蝦。下一個：牛排全熟。忌麩質食物。」

下面的廚師聽了之後則需複述一次，表示他們聽到了。

「香菇下鍋！莫札瑞拉起司下鍋！」一個廚師高聲答道。

「下一個：龍蝦。」海鮮廚師喊道。

「下一個：牛排全熟。忌麩質食物。」燒烤主廚答道。

然而不是每一件事都能簡化為一張食譜，建築工程就是一個例子。艾登絲也了解這點，所以她還設計了一張溝通清單，讓她的手下一起處理無可預期的問題。下午五點，距離餐廳營業還有半個小時，全體員工必須在廚房集合，討論一下看有無問題或突發狀況。我去參觀的那個晚上，他們提到當天晚上訂位的人數，以及要大家注意菜單上有兩處更改，還有一個員工請病假，他的工作必須找人替代。另外，有二十個女生要來這裡辦十六歲生日派對，她們到餐廳的時間會晚一點，正好在上菜尖峰時段。每一個員工都有機會發表意見，然後一起計畫要做的事。

當然，這樣並不能保證工作進行順利，還是會出現很多變數和缺點：例如湯太早煮好，已經涼掉了，或是鵪鶉的醬料放得太少、巴斯魚烤得太乾等等。因此，在上菜之前，艾登絲必須親自做最後檢查。她和行政副主廚會拿著點菜清單對一次，除了細看，也會聞一聞，或是用乾淨的湯匙嚐一小口。

我計算了一下，發現被退回廚房的菜至少有五％。副主廚告訴油炸廚師：「這花枝炸得不夠，要再更金黃酥脆一點。」

之後，我品嚐了幾道菜：炸橄欖、炭燒蛤蜊、毛豆玉米，以及田園沙拉。我也吃了龍蝦，真是美味極了。直到夜半，我才離開餐廳。我的胃滿滿的，腦子轉個不停：即使在烹飪這個藝術多過科學的領域，還是需要清單。不論我走到哪裡，似乎都可以看到清單的效用。看來，沒有一個領域或哪個行業不需要清單。當然，醫療也是。

CHECKLIST

5 初次嘗試

開刀房管理主任設計了一個小小的三角金屬立牌，牌子上刻了「飛行許可」這幾個字，長約十五公分，剛好可以覆蓋住手術刀。

提醒醫師清單的項目是否都確認過了。

確認之後，護士才能移開立牌，讓醫師開刀。

二〇〇六年末，我接到一通從日內瓦打來的電話。來電的女士一口英國腔，她說她是世界衛生組織（WHO）的人員，問我能否召集一群人一起來解決一個小問題。WHO官員注意到世界各地區進行的手術數目不斷攀升，給病人的醫療照護卻不夠安全，因此有公共危險的隱憂。他們想發展出一個適用於全球各醫療院所的計畫，以減少手術造成的傷亡。

我說：「嗯，那要怎麼做？」

「我們打算開個會來討論。」她說。

我又問，WHO準備挹注多少經費來解決這個問題。

「恐怕沒多少錢。」

「對不起，我很忙，實在愛莫能助。」

但她也不是省油的燈。「很抱歉，我找錯人了，我以為你是研究病人手術安全方面的專家。」

激將法成功。我答應幫忙召集會議。

和WHO合作

與WHO合作的一個好處，是得以取得一百九十三個會員國的醫療制度報告與資料。我和我的研究小組在蒐集數據的過程中發現WHO官員的印象的確沒錯：全球手術的數目正在激增。以二〇〇四年為例，這一年就動了二億三千萬次大手術，約當地球上每二十五個人就有一人接受手術，至今當然有增無減。手術數目不知不覺中成長到驚人的地步。雖然大多數的手術都沒問題——已開發國家手術死亡率約為〇・四到〇・八％，出現併發症的比率在三％到一七％之間（開發中國家的手術死亡率與併發症發生率必然高出許多），而且現在手術切口愈來愈小，病人復原的時間也愈來愈短，然而手術的風險依然很大。每年，全世界至少有七百萬人因手術而變成殘疾，至少有一百萬人死於手術。手術造成的傷殘與死亡總數已可與瘧疾、肺結核等傳統公衛大患相提並論。

看了這些數據之後，我終於了解為何向來關注大規模公共衛生問題的WHO，突然開始關心手術照護這樣特別的問題。近幾十年來，由於全球經濟進步，人類壽命延長，也更倚賴手術解除病痛。如癌症、骨折、生產併發症、新生兒重大缺陷、腎結石、膽結石、疝氣等，無不需要手術。即使目前全球有二十億人住在沒有外科醫師的偏遠地帶，但不管在任何一個國家，外科手術的數目都大有增加。因此，手術照護的安全與品質在所有地區皆不可忽視。

但是，要怎麼做呢？把手術安全當成公衛計畫可不像對付小兒痲痺症。我曾和WHO的醫師到世界各地視察根除小兒痲痺症計畫，所以我知道光是在某一個地區施打疫苗已經很不容易了。比起打疫苗，手術要複雜得多。單單在一家醫院實行手術安全計畫已經困難重重，要推廣到全球所有醫療院所的開刀房，豈不是天方夜譚？

手術多達二千五百種以上，從腦組織切片到切除腳趾、從心律調節器的置入到胰臟切除術、闌尾切除術、腎臟移植等，你要從什麼地方下手？我想，或許我可以和WHO合作，以某一種手術為目標，像中央靜脈導管置入術，但這麼做能有多大的效果？真的可以解決手術安全的問題嗎？

喀拉蚩報告

二〇〇七年一月，我們在WHO日內瓦總部召開為期二日的手術安全會議。與會者包括外科醫師、麻醉科醫師、護士、醫療安全專家，甚至還有來自世界各地的病人。有些是歐洲、加拿大和美國頂尖醫學中心的臨床醫師。國際紅十字會總部的外科部長也來了。他曾派遣醫療團到索馬利亞摩加迪休、印尼等地為難民提供醫療服務。還有一位是來自尚比亞的病人家屬，他的女兒因為在手術過程中缺氧而變成植物人。與會人士一個個說出他們的故事與經驗，我愈聽愈覺得不妙。問題龐雜，千頭萬緒，而且牽涉到這麼多地區，怎麼可能解決得了？

來自迦納西部一位四十來歲的醫師述說他服務的地區醫院的情況。迦納天然資源豐富，是世界主要的黃金生產國，可可也為他們帶來不少外匯，然而人才流失嚴重，高科技與醫療方面的專才紛紛到國外尋找更好的工作機會，外科醫師也不例外。他說，他們醫院只有三位醫師，都是一般科醫師，未曾受過外科訓練，但是碰到病危急需開刀、待產兩天出血不止的產婦、闌尾炎發燒的病人，或是發生車禍肺塌陷的病人，為了救命，他們還是必須拿起手術刀。

他說：「你們知道嗎？我什麼都得做。我不但是小兒科醫師，也是產科醫師、外科醫師，要我做什麼，我就做什麼。」他就靠著幾本外科教科書和基本外科技術手冊幫病人開刀。他的助手沒有受過任何醫學方面的訓練，但也學會了基本的麻醉技術。醫院設備簡陋，醫療水準很差，而且常出錯，但他相信，盡力而為總比袖手旁觀來得好。

有位來自蘇俄的生物工程學家說，他畢生都在研究世界各地醫院設備的供給與使用情況，發現不管是富裕或貧窮地區的醫院都有危險的問題：如外科手術設備維護不佳，使病人身體受到燒灼；醫護人員訓練不足，不會使用新的器械；重要的救命設備被鎖在櫃子裡，或者在需要的時候找不到。

蒙古最大一家醫院的外科主任提到他們缺乏止痛藥，其他來自亞洲、非洲和中東等地區的醫師也說他們有相同的問題。紐西蘭一位研究人員則表示，在貧窮地區因麻醉不安全，死亡率高得驚人，雖然非洲有些地方每五千個病人頂多只有一人因全身麻醉致死，然而也有地區麻醉的致死率高達十倍以上，例如在東加進行的一項調查研究，發現每一百五十個病人即有一人死於麻醉。

來自印度的一位麻醉科醫師發言，認為問題癥結是在外科醫師對麻醉科醫師不夠尊重。她說，在印度的醫院，外科醫師總是高高在上，對麻醉科醫師頤指氣使，把麻醉科醫師提出的警訊當耳邊風。他們的醫學生都看在眼裡，也就沒有人想走麻醉科。結果，這個手術中最危險的部分通常是由技術和訓練不足的人來擔任。

來自愛爾蘭的一位護士也發出不平之鳴。她說，護士的境遇更糟，在醫療團隊中常常得不到重視，甚至只是因為看到問題，提出顧慮，就被炒魷魚。這是她在愛爾蘭的經驗，但她從在外國服務的同行得知，這種問題在世界各地的醫院都相當普遍。

從某個方面來看，與會的每一個人都同意，在很多危急的情況下，只有手術才能救病人一命，應該讓世界各個角落的人都能得到這樣的醫療資源。即使醫院設備再簡陋，常常也能讓病人活命。在世界大多數地區的醫院，手術出現嚴重併發症的比率說來不高，約五％到一五％。

從另一方面來看，這樣的比率還是教人很難接受。畢竟，每一個百分點都代表幾百萬人因手術而終生傷殘或死亡。根據研究，在美國至少有半數的手術併發症是可以避免的。雖然併發症的原因很多，難以細數，但無論如何都必須盡力避免，只不過不知該從哪裡下手。

有人提議實行更多的訓練計畫。才剛說完，大家就知道這是不可行的。由於這是每一個國家、每一家醫院的問題，沒有一種訓練計畫可以推行到全世界的每一家醫院。再說，我們也沒有經費和能力來做這樣的事。

我們也討論過最近在美國施行的獎懲計畫，例如臨床醫師把心臟病人照顧得很好，就可以得到獎勵，照顧得不好，則會受到處罰。這樣的策略雖然有成效，但效果並不顯著，以一個最大的獎懲計畫為例，改善的比率只有二至四%。此外，改善的成果其實很難評斷，主要是靠臨床醫師提出的報告，而這樣的報告不一定準確。再者，照顧結果如何也和一開始的病情嚴重度息息相關。或許有人認為手術併發症發生比率低的外科醫師可以獲得比較高的酬勞，但這樣並不公平，有的病人病情本來就很嚴重，發生併發症的比率自然比較高。總之，這樣的獎懲計畫花的錢多，效果又有限，實在難以想像如何推廣到全球。

也許，最直截了當的做法是以WHO的名義出版手術安全標準手冊，供世界各國的醫院參考。所有的專家小組都同意這麼做。這份手冊將涵蓋感染預防方法、手術訓練，及開刀房的團隊合作等。這將是我們的手術安全日內瓦會議或預防手術傷害的赫爾辛基議定書。

但是你只要到WHO總部幽暗的地下室走一遭，看看擺放在走廊兩側的文件，你就樂觀不起來了。有一次，我要到WHO的另一棟大樓，為了抄近路於是走地下室，發現走廊堆滿了一本又一本厚達兩百頁的手冊，高度可及腰部，都是其他專家小組研擬出來的臨床指引，包括瘧疾的預防、愛滋病的治療、流感治療對策等，一本本都用塑膠膜包起來，以防弄髒。我想，這些手冊都是專家的心血結晶，希望提高全球的醫療水準，然而能落實到世界每個地區的可說少之又少。不管在曼谷、剛果的布拉薩、波士頓或布里斯班，臨床醫療依然沒有什麼改變。

我問一位WHO官員，他們可有一本全球衛生計畫執行指南？她用一種不可置信的眼光看著我，好像我是個三歲大的小孩，正在狗的嘴巴裡找尋會發出汪汪聲音的東西。她說，這個想法很天真，也很白痴。

不管如何，我還是繼續研究。我在WHO逢人就問，過去有何公共衛生防治工作可以學習。有人提到牛痘全面接種，使天花在一九七九年從地球上絕跡，還有人說起史諾醫師（John Snow）在一八五四年追蹤倫敦霍亂病源的事跡。那年夏天，倫敦蘇活區爆發霍亂疫情，頭三天就有兩百人死亡，該區居民有四分之三倉皇逃離。到了下一個禮拜，死亡人數已超過五百。當時，大家都認為霍亂這樣的疾病是有毒空氣造成的。史諾對這種毒氣理論存疑，著手把死者居處標示在圖上，發現死亡病例群集於蘇活區百老匯街的一口水井。他接著去喪家調查他們的生活習慣，並以統計學仔細分析所有可能的因素。結論是：有一口井受到汙染，才會釀成疫情。（後來才發現這口井緊鄰一個會滲漏的化糞池）。史諾說服地方官員拆走那口井所用水泵的泵柄。由於無人再飲用這口井的水，疫情就不再擴大。今天的傳染病學家仍沿用史諾的調查分析方法，世人因此稱其為現代流行病學之父。

我發現上述的例子有幾個共通點：首先，做法簡單，如施打疫苗或拆走水泵泵柄；再者，成果可以仔細衡量；最後，容易推廣且成效很大，亦即企業界說的投資報酬率（ROI）很高，也可說是歐幾里德的槓桿定律。

想到簡單、可以衡量、容易推廣這幾點，我回想起一篇很有意思的公衛研究報告。這個研究是美國疾病控制中心與巴基斯坦的希望慈善組織（HOPE）攜手合作的，目標是降低喀拉蚩貧民區兒童早夭的比率。有四百萬以上的窮人住在喀拉蚩周邊，居住環境之擁擠、髒亂乃世界之最。街上汙水橫流，長期的貧困與食物短缺，使得該地三〇%至四〇%的兒童都營養不良。這裡所有的水源都遭到汙染。每十個孩子就有一個在五歲前夭亡，病因通常是腹瀉或急性呼吸道感染。

問題根源很深且牽涉到很多層面。除了水源不足，沒有下水道系統，居民不識字也是因素，基本衛生知識的傳播因而受到阻礙。再者，由於官員貪汙、政治不穩定和官僚系統顢頇，外人不敢在當地產業投資，致使工作機會有限，人民經濟情況無法改善。郊區居民多半務農，但因全球農產品價格偏低，生活不易，數以萬計的農民於是跑到城市找工作，市區因而更加擁擠。在這種情況之下，除非政府與社會從上而下重新改造，當地兒童的健康才有改善的可能。

但是一個年輕的公衛研究人員想出一個簡單的好點子。他名叫盧畢（Stephen Luby），在內布拉斯加州的奧瑪哈長大，父親是克雷頓大學醫學院婦產科教授。盧畢也進了德州大學西南醫學中心附設醫學院，然而還是對公衛研究無法忘情。他本在疾病控制中心任職，負責調查南卡羅萊納州的傳染病，但他得知疾病控制中心在巴基斯坦的辦事處有職缺，立刻把握這個機會，和當小學教師的妻子一起前往喀拉蚩，並在九〇年代末發表了第一篇調查報告。

我曾和盧畢談過，問他怎麼看這些困難。「如果喀拉蚩的自來水和下水道系統和美國的奧瑪哈一樣，這些問題就好解決了，」他說：「但是要等這些重要基礎建設像個樣子，至少還要再等幾十年吧。」因此，他只能找尋低科技的解決辦法。他想到的點子在同事看來似乎簡單到可笑的地步，也就是供應肥皂。

盧畢知道消費產品大廠寶僑家品（Procter & Gamble）推出一款新的抗菌肥皂舒膚佳（Safeguard），亟欲證明這款肥皂的價值。儘管同事懷疑他的肥皂計畫能否成功，他還是說服寶僑贊助經費和舒膚佳肥皂，讓他進行研究。寶僑提供給他的舒膚佳分為兩種：一種含抗菌成分三氯碳酸苯胺，另一種則不含。

巴基斯坦希望慈善組織的工作人員每週一次到喀拉蚩貧民區，隨機選擇二十五個地區發放兩種舒膚佳。工作人員並指導居民在下面六種情況使用肥皂：每天一次用肥皂洗澡、上完廁所後、幫嬰兒擦拭身體前、飯前、烹飪前，以及幫小孩或病人餵食前，都用肥皂洗手。接著，工作人員蒐集試驗地區兒童生病的比率，也在其他十一個做為控制組的鄰近地區蒐集病例資料。控制組沒有供應肥皂。

盧畢和他的研究團隊二〇〇五年於《刺絡針》（*Lancet*）發表了一篇具有里程碑意義的報告。試驗地區的家庭在長達一年期間內每週平均領取三·三塊肥皂。在這段期間，兒童患腹瀉的比率與控制組相比少了五二%，肺炎則少了四八%，細菌性皮膚感染膿疱症則少了三五%。這數據讓人眼睛一亮。儘管試驗地區多是文盲，過著貧窮、擁擠的生活，依然飲用不潔的水，可是，只是用了肥皂，傳染病的控制即大有改善。

盧畢說，儘管如此，這項研究結果卻讓寶僑大失所望，因為加了抗菌成分的肥皂效果並沒有比一般肥皂來得好。只要好好用肥皂洗手，就有一樣的功效。

為什麼會有這樣的結果？盧畢說，祕密就在肥皂不只是肥皂，而是改變行為的媒介。研究人員給居民的不只是舒膚佳，他們也印製衛教小冊親自向居民解說，在哪六種情況之下必須使用肥皂。關鍵就在這裡。如果我們仔細研究盧畢的喀拉蚩報告，將會發現一個令人意外的細節：在研究之初，無論是試驗地區或是控制組，居民並非沒有使用肥皂，當時每戶每週平均使用兩塊。換言之，他們早就使用肥皂了。

所以，盧畢的研究到底改變了什麼？他解釋說：「首先，我們解除了購買肥皂的經濟限制。雖然肥皂便宜，大多數的家庭都有肥皂，但總是要用錢買。我們希望這些居民多用一點。在免費贈送的鼓勵之下，他們很樂意多用。第二，也是很重要的一點，我們教導居民按照正確的步驟確實洗手。」

盧畢和他的團隊研究了巴基斯坦、孟加拉等南亞國家的洗手習慣，發現幾乎每一個人上完廁所都會洗手。他說：「南亞的人其實很愛乾淨。」即使可以洗手的地方很遠，八成以上的人還是會走過去洗。西方機場的旅客還不一定做得到。問題在於他們洗手的方式。有的人洗得太馬虎，只是隨便沖洗一下，有的人則只洗擦屁股的那隻手，或者用沙子、泥巴抹一抹，不是用肥皂和清水。

盧畢的肥皂研究改變了這一點。工作人員教導居民洗手的技巧：首先，兩手必須充分淋濕，擦上肥皂之後仔細搓洗，然後用水沖乾淨。根據盧畢的報告：「有的居民則會再用布把雙手擦乾。」另外，在烹煮食物之前或餵小孩的時候，當地居民常不洗手，現在則知道要洗。盧畢又說：「肥皂本身也是一個重要因素。寶僑的舒膚佳又香又容易起泡，比普通肥皂好用多了，因此居民都很愛用。跨國大公司重視消費者的使用經驗，而公衛官員則未必在意這點。」最後，這裡的居民收到肥皂的時候都很高興。工作人員就像來送禮物的，而非上門來教訓人，因此大受居民歡迎。盧畢的禮物策略加上基本衛生觀念的灌輸，果然改善了當地居民的生活，也大幅降低了傳染病的發生率。

手術房的「飛行許可清單」

回想起盧畢在喀拉蚩做的研究，我突然靈光乍現：這項肥皂研究不也是一種清單的應用？那麼，清單之於外科照護，功效是否能像盧畢的肥皂，簡單、便宜、有效，而且容易推廣？我還在摸索，不知如何才能設計出一種既簡便又有效的清單，不但能解決手術的諸多問題，並能推廣到世界各地。我甚至不知道清單的點子是否可行。但我在日內瓦會議提出我的想法時，發現有幾位同行很樂觀。

有人提到俄亥俄州哥倫布兒童醫院以清單降低手術感染率的經驗。感染是兒童手術最常見的併發症。除了無菌技術，對抗感染最有效的方法就是在醫師下刀前的六十分鐘給予合適的抗生素。

時機的拿捏很重要。一旦下刀切開病人皮膚，再給抗生素就太遲了。要是太早給抗生素，過了六十分鐘以上才進行手術，抗生素藥效退了，也沒什麼效果。根據研究，只要適時給予抗生素，感染率就可減少一半。即使在下刀前三十秒給予抗生素，醫師劃開皮膚那一刻，抗生素已經由血液循環進入身體組織，具有對抗感染的效果。

然而這個步驟還是常常遺漏。二〇〇五年，哥倫布兒童醫院調查院內手術紀錄，發現接受闌尾切除術的病人中，有三分之一並沒有適時得到合適的抗生素。有時給得太早，有時給得太遲，有的病人甚至沒給。

這個步驟似乎再簡單不過了，哪裡會有困難？一般醫療人員都認為這麼簡單的事應該百分之百達成，其實不然。負責把抗生素給病人的是麻醉科醫師，但他們往往只注意病人的情況是否穩定、安全，是不是平靜地睡著了，因而錯過給抗生素的最佳時機。試想，一個八歲大的小孩光著身體躺在冷冰冰的手術檯上，旁邊站了一大堆陌生人，醫師準備拿刀切開他的身體，他會多麼害怕？還有種種突發狀況，例如儀器上的紅燈閃個不停，病人突然氣喘發作，或者主刀醫師的呼叫器響起，必須回急診電話，無怪乎像給抗生素這樣的小步驟會被遺漏。

哥倫布兒童醫院的開刀房管理主任不但是小兒心臟外科醫師，也有飛行員的執照，決定向飛安學習，設計了一張手術醫師下刀前執行的「飛行許可清單」。他在每一間開刀房牆上掛上白板，列舉護士必須與手術團隊口頭核對的項目，如核對病人身分、確認開刀部位等，但現在又添上一項：給病人抗生素了嗎？

這樣的清單似乎很簡單，然而要整個手術團隊停下來，核對清單中的項目，並習慣這麼做，並不是那麼容易的事。那位開刀房管理主任不但在開會的時候向護士、麻醉科醫師和外科醫師解釋清單的緣由，並設計了一個小小的三角金屬立牌，牌子上刻了「飛行許可」這幾個字，長約十五公分，剛好可以覆蓋住手術刀。當護士在準備手術器械的時候，必須用這個立牌把手術刀蓋起來，在主刀醫師下刀之前提醒醫師清單的項目是否都確認過了。確認之後，護士才能移開立牌，讓醫師開刀。如果清單沒有確認，護士就不能放行，主刀醫師也就不能下刀。這個步驟使得醫護之間的權力關係起了微妙的變化。即使是張簡單的清單也賦予護士糾正醫師的權力。

哥倫布兒童醫院開刀房管理主任評估了實施清單的成效：施行三個月後，接受闌尾炎切除術的病人當中，八九％都適時得到抗生素。十個月後，他們已做到了一〇〇％。清單的確認已變成開刀房例行步驟，只要任何一個項目沒確認，手術就不得進行。

面對突發狀況

這個成功的實例讓我眼睛一亮，然我心中仍有疑慮。的確，這家醫院利用清單確實執行術前給予病人抗生素的步驟，我也願意相信如此一來大幅降低了手術感染率。但手術併發症那麼多，光是防止一項還不夠，要如何預防其他種種可能出現的錯誤？

多倫多大學附設醫院外科主任雷茲尼克（Richard Reznick）說道，他們設計出一張多達二十一個項目的清單，希望能圍堵所有可能在手術中發生的錯誤。手術團隊必須口頭溝通，詢問是否已給病人抗生素，如果病人可能需要輸血，是否已經備血，手術所需的重要掃瞄影像、檢驗數值或特別的器械是否都準備好了等。

清單上還有一項叫做「團隊簡報」。在手術進行之前，團隊成員必須利用片刻時間做個簡單的報告，如主刀的外科醫師預計花多少時間完成手術、備了多少血，以及病人是否有任何問題必須特別注意。

雖然雷茲尼克對建築沒有特別的研究，但他的解決方法和工程師建造摩天大樓有異曲同工之妙，也就是用工作清單和溝通清單來面對複雜的問題。還有其他醫師採用這個方法。約翰霍普金斯醫院的胰臟外科醫師馬凱瑞（Martin Makary）也讓我們看他與十一位外科同事實行五個月的清單。這張表共有十八個查核項目。其實，在多倫多和約翰霍普金斯醫院實施手術清單之前，南加州凱瑟醫療保險體系（Kaiser health care system）

的一群醫師已研究出一張包含三十個項目的「術前清單」。這些清單的基本設計都差不多。

不管在世界哪個地區進行手術，都必須面對手術的四大殺手：感染、出血、麻醉風險以及突發狀況。我們認為前三者是可以用科學和經驗克服的，然而還是常會出現漏洞——這正是典型清單可派上用場的地方。因此，所有的手術清單都包含這幾個方面的問題，希望藉由檢查與確認，及時彌補漏洞。

切開人體進行修復本來就會有非常複雜的風險，難免會碰上第四個殺手，也就是無可預期的突發狀況。研究人員知道沒有一種清單可以圍堵所有可能在手術當中發生的漏洞，不如讓手術團隊有時間溝通，討論病例，以了解病人有哪些特別的問題，以及手術可能有哪些危險。

或許這不言可喻，但這代表手術權力結構的改變，與過去截然不同。傳統上，手術就像外科醫師個人秀，外科醫師就像鋼琴大師，開刀房就是他的表演舞台，其他人員都像配角一樣在一旁等待，外科醫師走到聚光燈下，走到睡著的病人身邊，準備下刀。

但是隨著手術日益複雜，外科醫師也得跟著演化，從個人秀變成團體演出。令人難為情的是，研究人員發現並非手術團隊裡的每一個人都了解病人可能會遭遇哪些風險、面臨什麼樣的問題，甚至不知外科醫師為什麼要進行這次手術。研究人員曾調查三百位在開刀房工作的醫護人員，發現八個中有一個，直到手術開始，才知道主刀醫師從何處下刀。

約翰霍普金斯大學麻醉與急診醫學助理教授薩克斯頓（Bryan Sexton）曾進行多項研究，探討手術的團隊合作表現是否理想，其中一項研究調查五個國家的醫院開刀房人員，包括美國、德國、以色列、義大利和瑞士，結果發現雖然六四%的外科醫師對其團隊表現給予很高的評價，然只有三九%的麻醉科醫師、二八%的護士和一〇%的麻醉科住院醫師對團隊表現感到滿意。薩克斯頓也發現，每四個外科醫師就有一個認為團隊中比較資淺的成員不可質疑前輩的決定。

團隊合作最大的障礙不是外科醫師在開刀房大發雷霆、丟刀子、破口大罵。雖然，的確有這樣的暴君醫師。記得幾年前，我在受訓的時候，與我同梯次的一個住院醫師對資深外科醫師提問，問他為什麼打算這麼開。結果，那位資深醫師要他滾開，站在角落，真心懺悔，才願意饒恕他。但那個住院醫師不願道歉，資深醫師於是把他轟出開刀房，甚至威脅要暫停他在醫院的職務。不管是外科醫師進行手術、滿載乘客的飛機在跑道上滑行，或是建造三百公尺高的摩天大樓，其實更常見且更危險的是，一句話也不說，刻意疏離，致使團隊成員退縮，心想只要做好自己的事就好了，別提出任何意見，出事的時候，人人都往外推：「不是我的問題。」。在醫院，這種現象可說司空見慣，我就曾在自己的開刀房看過。

對某些行業而言，團隊合作或許特別困難。在情況極度複雜之下，我們總不免分工合作，例如在開刀房除了外科醫師，還有外科助手、刷手護士、流動護士、麻醉科醫師等，每一個人都有其專業技能，每一種專業技能的養成都需要很多年。但現在醫療生態不同了，醫療人員不但必須做好份內的事，也需要互相幫助，協力合作，以達到最佳效果。從術前準備開始，醫療團隊就得想辦法預防手術過程出現的各種漏洞，且不管發生什麼問題，都得整個團隊一起應變。

但我總認為這樣的團隊表現大抵是運氣，雖則我經歷過幾次。記得有一次我曾在緊急情況下幫一位八十歲的病人開刀。病人前一個禮拜接受開心手術，後術恢復得不錯，但一天晚上，腹部突然劇痛，天亮之後疼痛變本加厲。我去會診的時候，發現他躺在床上，被疼痛折磨得奄奄一息。他的心跳速率已超過一百，而且心律不整，血壓則一直往下掉。我一觸摸他的腹部，他就痛得幾乎要滾下床。

老先生腦子非常清醒，自知麻煩大了，但他似乎還挺得住，沒有驚慌失措。

他痛得緊咬牙關，問道：「該怎麼做才好？」

我解釋說，我想這是血栓堵住腸系膜動脈造成的，就像中風，然而不是常見的腦部缺血，而是腸子缺血。腸子缺血就會生壞疽、破裂，不開刀就沒有活命機會。像他這樣的病人開刀之後存活機率約有五〇%，但就算他能熬過手術這一關，恐怕還必須通過併發症的考驗。他可能需要裝呼吸器或插鼻胃管。他才剛開過一次大刀，不但身體虛弱，年紀也很大了。我問，他願意接受開刀治療嗎？

他說：「醫師，那就拜託你了，但請先跟我太太和兒子說一下。」我打電話連絡他們，老先生的妻兒也都贊成開刀。我隨即打電話預訂手術時間，並解釋病人的情況。我說，這個病人要馬上開，不能等，只要手術團隊湊得齊，不管誰來都好。

不到一個小時，我們就把病人推到開刀房，並做術前準備。那天的流動護士阿傑向病人自我介紹，並簡單解說每一個人正在做的事。刷手護士史提夫已穿上手術袍、戴好手套，站在無菌器械旁邊待命。資深麻醉科醫師志雄和他的住院醫院索爾一邊準備藥品和器械，一邊交換意見，確認今天的麻醉步驟。外科住院醫師柯金拿著一條導尿管，病人一睡著，就幫他插上去。

時鐘滴滴答答。我們拖得愈久，腸子壞死的就愈多；腸子壞死得愈厲害，病情就愈嚴重，存活的機會也就更小了。一般而言，在這麼短的時間內，實在很難讓手術團隊的每一個人都完全進入狀況，但今天開刀房的每一個人已感覺到這次情況的危急。他們動作迅速確實，默契十足，合作無間。

病人是個大塊頭，脖子很短，肺儲備量不大，要為他插呼吸管進行麻醉很不容易。志雄已先警告我們可能會有哪些問題，每一個人都嚴陣以待，設想好補救計畫，準備好他和索爾可能需要的設備。我和柯金切開病人腹腔，發現病人右側大腸有一部分已經壞死，但還沒破裂，剩下的四分之三和小腸乍看之下似乎還好。這真是好消息，問題沒那麼嚴重。

我們切除壞死的右側大腸之際，才發現大腸其餘部分也有狀況：不是健康的粉紅色，上有一塊塊銅板大小的紫斑。血栓不但塞住通往右側大腸的主要動脈，左側大腸的小動脈也遭到波及。我們不得不把長約一百二十公分的大腸全部切下來，幫病人做大腸造口術，也就是從迴腸通過腹壁製作人工肛門，以排泄廢物。史提夫早就想到這個可能，已請阿傑準備好開腹撐開器。柯金要我把腹部切口切大一點，他會在一旁跟著，看是要用鉗子夾住哪裡或切開什麼地方。我們小心翼翼地把連結在大腸上的血管一寸寸切除、結紮好。但不久，病人腹腔的每個地方都在滲血──那是因為壞疽的毒素使病人凝血功能失常。由於志雄和索爾不斷給病人輸液，儘管手術進行到一半，病人的血壓甚至比一開始手術時來得好。我說，病人術後需要住進加護病房，志雄馬上回答，他在術前就安排好了，也跟加護病房醫師報告過病人的情況。

由於團隊合作無間，這次手術順利完成，費時不過兩小時出頭。病人生命徵象穩定，過幾天就出院回家了。家屬說都是我的功勞，我也希望可以居功，但要不是全體成員像個交響樂團一樣合作無間，恐怕沒有這樣的成績。

也許我可以說這個團隊是我帶領的，但事實是當初我也不知道成員會是哪些人，所以只能歸功於運氣──手術那個下午，參與的成員剛好特別合得來。雖然我常和志雄一起開刀，但這幾個月都沒碰到阿傑和史提夫，柯金更是好久不見，且之前我只和索爾合作過一次。我們這六個人是第一次組合在一起。這種情況在大醫院應該司空見慣。畢竟，我們醫院有四十二間開刀房，在裡面工作的醫護人員多達一千人以上。再者，經常有新護士、技術人員、住院醫師來報到，即使是主治醫師也不乏新臉孔。可以說，每一次開刀，團隊中必然有陌生同事。由於成員皆非固定合作的班底，會有什麼樣的團隊表現，誰也不敢說。但那天的手術，我們六個人在命運安排下結合在一起，而且默契十足，我不由得暗自竊喜。

以清單提升團隊表現

我說過，我們那天似乎運氣特別好。然而，如果不是運氣呢？前面提到的多倫多大學附設醫院、約翰霍普金斯醫院，和凱瑟醫療保險體系，即以手術清單來提升團隊表現。他們設計的清單非常注重溝通，並用一種策略來加強團隊精神：要求成員在手術前至少抽出一分鐘做個簡單的自我介紹，認識彼此。這種做法就像美式足球的球員在賽前聚集在場中央互相擁抱、喊口號一樣。

關於這點，約翰霍普金斯醫院的清單寫得很清楚：在進行手術前，新團隊必須自我介紹，如：「我是外科主治醫師葛文德」、「我是流動護士阿傑」、「我是麻醉科醫師志雄。」

在看我來，這樣實在有點做作，甚至懷疑這麼做有用嗎？但這的確是有心理學研究做為依據的：一起工作的人如果連彼此的名字都叫不出來，配合度一定比較差。前述約翰霍普金斯大學助理教授薩克斯頓就曾在開刀房做過這樣的調查。他與研究團隊在開刀房外等參與手術的人員開完刀出來之後，問他們兩個問題：手術進行時人員的溝通如何？他們可知道參與手術所有成員的名字？結果發現，如果知道每一個人的名字，彼此之間的溝通好得多。

約翰霍普金斯醫院等機構的研究人員也發現一點：如果護士有機會說出自己的名字，並有機會在手術之前提出意見，一旦出現問題，他們會比較有警覺，並會提出解決辦法。研究人員稱之為「啟動現象」，也就是讓人在事情一開始進行時有發言的機會，似乎可啟動他們的參與感和責任感，他們也比較願意表示意見。

雖然這些研究規模有限，結論也不一定正確，但初步結果已相當吸引人。畢竟，到目前為止，如要增進外科醫師的能力，減少手術對病人的傷害，除了累積經驗與加強訓練，我們不知道還有什麼方法。然而，有三個地區的研究已經嘗試把自我介紹等溝通項目納入清單，而且都有不錯的結果。

約翰霍普金斯的研究人員特別衡量手術團隊使用清單的成果。參與研究的包括十一位外科醫師：七位一般外科、兩位整形外科、兩位神經外科。三個月後，參與研究的成員認為，團隊協調能力的表現從六八％增進為九二％。

凱瑟醫療保險體系的研究人員則在三千五百次手術測試清單的效能，時間長達半年。參與手術的人員對團隊的表現一開始的評價為「好」，清單實行半年後則為「優」，醫護人員對工作的滿意度也爬升了一九％。開刀房護士的更換率也從每年二三％下降到七％。

清單也起了防堵錯誤的效果。例如有一次術前簡報時，手術團隊才發現有一安瓶的氯化鉀（電解質補充劑）被換成抗生素——這是可能要命的錯誤。還有一次，醫護人員看了清單才發現病人要做的不是胸廓切開術，而是影像輔助胸腔鏡手術，後者的切口只有〇．五公分，前者的切口則長達一、二十公分。

多倫多大學附設醫院的研究人員曾觀察十八次手術運用清單的結果。他們發現其中十次手術出現嚴重疏失，如忘了給病人抗生素或是沒有備血。此外，清單還攔截了好幾個特別且令人意想不到的問題。

例如，報告中提到有一次病人將在脊髓麻醉之下接受腹部手術。進行這種手術之時，我們必須問病人是否有疼痛的感覺。如果覺得疼痛，表示麻醉藥的劑量不足，必須追加。但這個病人因為罹患一種嚴重的神經病症，無法言語，只能用手語與人溝通。一般而言，為了防止病人的手不小心碰觸到無菌鋪單、外科醫師或伸入手術區域，我們總會把病人的手綁起來。然而這個病人情況特殊，如果把他的手綁起來，他就無從用手語示意。手術團隊在下刀的前一刻才知道這個問題。那時，主刀醫師走進開刀房，穿好手術袍、戴上手套，走到手術檯前。由於必須先對過一次清單，主刀醫師並沒有立刻拿起手術刀，而是先與團隊確認這次手術計畫。多倫多醫院的這份報告附上了團隊討論的文字紀錄：

「今天這檯刀在麻醉方面有什麼需要特別注意的嗎？」主刀醫師問。

「只有一點：病人有構音障礙，不能說話。」麻醉科醫師說。

主刀醫師想了一下，說道：「這樣我們就難以估量他的神經功能。」

麻醉科醫師說：「我已經跟他研究好一個手語溝通的方式。」

「好，那麼我們不能把他的手綁起來。」主刀醫師說。麻醉科醫師點點頭。最後，他們想出一個讓病人手臂可以活動、但不會讓他碰到鋪單的方式。

麻醉科醫師又說：「還有一個問題。開刀房的人太多了，我擔心太吵，影響到我和病人的溝通。」

「沒問題，我們可以保持肅靜。」主刀醫師說。問題解決了。

落落長的清單

然而上述研究仍不夠完全，無法證明手術清單可符合WHO的需求：即成效容易衡量、便宜，且能大幅降低手術併發症。不管如何，在日內瓦會議結束之後，我們已有共識，認為手術安全清單值得一試，可以進行更大規模的實驗。

有一個研究小組負責把實行過的幾種手術清單濃縮成一種，其中有三個「暫停點」。暫停點源於飛安術語，指在進行之前，停下來檢查一組項目。因此，在給病人麻醉之前有一個暫停點；在病人接受麻醉之後、醫師下刀之前是第二個暫停點；手術完成之後把病人送出開刀房之前，又有一個暫停點。研究小組列出種種查核項目，如過敏、抗生素的使用、麻醉設備等。如有人想到可以增進照護品質的查核項目也會加進去。他們也把溝通項目列入，確定參與手術的成員都知道彼此的名字，並討論重要步驟，及可能在手術當中出現的問題。

我們決定在全世界各地的醫院進行手術安全清單的應用與評估。WHO也同意贊助研究經費。對這個計畫，我非常興奮、樂觀，回到波士頓之後立刻著手嘗試。我把清單印出來，交給開刀房。我告訴護士和麻醉科醫師我這次去日內瓦學到的東西。

我說：「這樣的清單很棒吧。我們來試試看。」雖然開刀房的夥伴以懷疑的眼光看著我，但他們還是願意配合。「好吧，你怎麼說，我們就怎麼做。」說來，這也不是我第一次提出鬼點子。

我把清單交給流動護士蒂蒂，請她看看第一部分的查核項目。過了十五分鐘，在給病人全身麻醉之前，我說：「等一下，清單呢？」

蒂蒂說：「我都勾好了。」她把清單拿給我看。

錯了！我說，這是張團隊清單，必須把每一個項目唸出來。

「清單上又沒寫這點。」蒂蒂抗議。我再看一下，的確，清單沒提到這點。

我說，還是請你唸出來吧。蒂蒂聳聳肩，開始唸表上的項目。然而有的地方寫得不夠清楚。她問，她是否應該確認手術團隊的每一個人都知道病人對什麼過敏，或者她只要把病人的過敏問題說出來就好了？

過了幾分鐘，我們還在清單上的問題打轉。每個人都不耐煩了。連病人也在手術檯上動來動去，問說：「沒問題吧？」

我答道，沒問題，別擔心，我們只是在做術前檢查。

這張清單落落長，連我都失去耐心了。有些查核項目寫得過於籠統，教人不知如何是好。最後，我們似乎都在討論清單，把手術檯上病人晾在一邊。

我看這樣不行，只得放棄清單，趕緊先幫病人開刀。我不由得心灰意冷。就連一間開刀房都搞不定，要推廣到全世界豈不是癡人說夢？

CHECKLIST

6 清單工廠

好的清單簡明扼要，有效率，而且能夠切中問題，
即使在極困難的情況之下，用起來也不難。
不是每一個步驟都必須條列出來，
畢竟只靠清單，你還是不會開飛機。
清單只是提醒技術純熟的專業人士也可能疏忽的地方。

在初次嘗試慘遭滑鐵盧之後，我痛定思痛，決心從頭開始。我到圖書館查閱有關飛行安全清單的研究報告。儘管建築清單很值得參考，但一個建案至少要花好幾個月的時間才能完成，手術則是分秒必爭。時間似乎是個很大的限制，而飛行也有同樣的挑戰。

在我找到的報告中，有一篇作者是西雅圖波音公司的波爾曼（Daniel Boorman）。我打電話跟他連絡，發現他是位資深機師，而且二十年來一直致力於飛安清單與飛機座艙控制的研究。波音發展七四七－四〇〇型客機時他已在波音服務，目前則是最新型的波音七八七夢想客機座艙設計的技術總監，負責座艙控制、儀表板顯示與清單系統。

多年來，他一直恪遵波音的「飛行哲學」。這套理論指導飛行組員要怎麼飛──按照什麼樣的操作程序、使用手動駕駛或電腦自動駕駛、如何因應突發狀況。在波音，說到把理論轉化為實際操作，幾乎沒有人比波爾曼來得經驗豐富。波音B-17轟炸機試飛員在七十五年前即開始運用清單來增進飛行安全，之後把經驗傳承下來，到波爾曼這一代的技術人員仍繼續精益求精，看如何改良飛行清單。波爾曼研究過好幾千次的空難事件和有驚無險的空中危機，已發展出一套可以化解人為疏失的系統。

有一次我要去西雅圖，希望順道拜訪波音，跟波爾曼連絡上後，他立刻答應帶我參觀。於是，在一個秋日，我開著租來的車子在西雅圖市郊平坦的道路上奔馳，來到波音公司總部。這裡看起來很不起眼，只是一棟棟低矮的樓房，有如寒傖的州立大學校園，唯一特別的是柏油路面的跑道和停放飛機的機庫。波爾曼到入口的警衛室來接我。他現年五十一歲，身材就像飛行員一樣結實，穿著休閒褲和牛津衫，領口敞開，看起來就像大學工程教授，而非上班族。他帶我沿著水泥步道進入一棟樸實無華的樓房，上面標示「3-800」。我看到一個布滿灰塵的展示櫃，上面擺了許多相框。相片已經泛黃，裡面的人穿著銀色的飛行衣——似乎足足有半個世紀沒有人動過這個櫃子了。接著，我跟他走入飛行測試區。這裡燈光明亮，用暗褐色隔板隔出許多空間，當中則是一個沒有窗戶的會議室，牆邊堆滿各家航空公司使用的清單手冊，包括全美航空、達美航空、聯合航空等。

波爾曼拿一本給我看。手冊是線圈裝訂的，約有兩百頁，附上許多黃色標籤頁。最早的飛行清單只有一頁，上面寫著滑行、起飛、降落的注意事項，現在已演進成一大本，不知這麼大本要怎麼用。聽完波爾曼講解，我才知道這不是一份清單而已，而是有幾十份，而且每一份都很精簡，用很大的字體列出，每頁只有幾行字。每一份清單都針對某種特別情況，因此這一大本包含了各式各樣的飛行狀況。

手冊中的飛行清單分兩種。一種是「一般清單」，也就是一般飛機操控步驟，例如在啟動引擎前、離開登機門前、在跑道上滑行前等每次勤務必須執行的查核項目。每一個步驟的查核項目只有三頁左右。另一種則是「異常清單」，包含每一種可能出現的緊急情況，如座艙出現煙霧、警告燈亮起、無線通話系統壞了、一個機師突然病倒、引擎故障等。雖然機師很少碰上這些狀況，然而還是得把清單擺在一旁，以防萬一。

波爾曼以在飛行途中前貨艙門警示燈亮起的狀況為例，解釋給我聽。他說，這個警示燈亮起，代表前貨艙門沒關好，這種情況是非常危急的，一九八九年就發生過一次。那次，聯合航空波音七四七客機已從檀香山起飛，準備飛往紐西蘭的奧克蘭，機上有三百三十七名乘客。飛機爬升到二萬二千英尺高空時，出現艙壓異常，機艙內的氧氣面罩紛紛落下。在這樣的高度之下，有一扇貨艙門沒關緊足可釀成大禍：萬一門鬆開到致使機內空氣外洩的地步，因機艙內外壓力差異太大，將會產生「拉環效應」，就像一瓶搖晃過的鋁罐汽水拉環突然被拉開一樣。

那架飛機因貨艙門鬆脫、掉落，瞬間失壓，機身被扯出一個大洞，機艙上層好幾個窗戶都破了，五排商務艙座椅被吸出機外，有九個乘客掉到海裡。其他乘客因為綁著安全帶，才不至於被吸出去。站在走道上的一名空服員差點飛出去，幸好一位機警的乘客緊緊抓住她的膝蓋，把她按下，此時她離洞口不過十公分。

從貨艙門掉落到乘客被吸出機外只有一．五秒左右，機組員根本措手不及。波音公司後來重新設計貨艙門的電動鎖系統。由於沒有一種門鎖萬無一失，只好多加幾道鎖來加強。只要有一道鎖沒鎖好，前貨艙門的警示燈就會亮起，機組員才來得及應變。前貨艙門故障排除清單就是這麼來的。

波爾曼說，當有一個鎖故障時，機組員不該先去顧那扇門，也不該認為還有其他幾道鎖在，應該沒問題。這時，最重要的就是降低機艙內的壓力，使內外壓力保持平衡，艙門才不會爆開。

飛機減壓顯然很簡單：手動開啟洩壓的緊急開關，大約三十秒後就可減壓了。然而，這麼做有別的問題：首先，突然減壓可能會讓乘客極度不舒服，特別是耳朵疼痛。嬰兒因耳咽管尚未發育完全，無法調適這種劇烈的壓力改變，將受到很大的傷害。再者，如果飛機在二、三萬英尺的高空減壓，有如把乘客丟到喜馬拉雅山山頂。在空氣過於稀薄的情況下，乘客的身體組織與大腦將無法得到足夠的氧氣。

這次聯空航空艙門脫落事件就是最怵目驚心的教訓。艙門飛出去之後，艙壓立即降低，旅客與機組員則面臨氧氣不足的危險。由於座椅安全帶的固定，他們不怕從機腹那三米乘五米的大洞飛出去，但機艙溫度接近零度，氧氣又極為稀薄，機組員覺得頭暈，接下來可能就會失去意識。雖然氧氣面罩自動落下了，但能供應的氧氣只有十分鐘。再者，氧氣供應系統也可能故障。很不幸，這正是聯合航空班機的狀況。

從聯合航空座艙通話紀錄可知從艙門掉落那一刻起發生的事：

機長：嗯，怎麼了？

副機長：我不知道。

機師立刻與塔台連絡，告知飛機有問題。兩秒鐘後，艙壓遽降，機艙內氧氣變得稀薄。

副機長：機長，請戴上氧氣面罩。

機長：好。

副機長：檀香山航空管制中心，這裡是聯合航空八一一，滿載特重航班，你要我們左轉嗎？

塔台：聯合航空八一一，是的，請左轉。

副機長：正在左轉。

機長：我吸不到氧氣。

飛航機械員：你們要我怎麼做？

無可辨識的聲音：嗯。

副機長：你還好嗎？

機長：還好。

副機長：你有吸到氧氣嗎？我們都吸不到。

飛航機械員：我也吸不到。

根據後來的飛安事故調查，艙門脫落之際，氧氣管線也被扯掉了。幸好機組員還能操控飛機，使飛機降到有足夠氧氣的高度，然後返回檀香山機場。十八名機組員與三百二十八位嚇壞的乘客得以幸運生還。

對機師來說，這次事件極其複雜。飛機在三萬英尺的高空飛行，前貨艙門的警示燈亮起。是的，你必須使機艙內外的壓力平衡，免得艙門掉落，但一緊急減壓，將使機組員和乘客面臨缺氧的危機。波爾曼說，這時候應該迅速把飛機下降到八千英尺左右的高度。在這高度之下，機艙洩壓就很安全，而且呼吸不成問題。（科羅拉多的山城亞斯本就在這樣的高度。）如果來得及下降，艙門或許就不會掉下來。

好的清單是實用的

波爾曼說，清單有好有壞。不好的清單敘述模糊、不夠明確，或是過於冗長，不好用，不合實際所需。這樣的清單往往只是紙上談兵，而且以為使用者都是笨蛋，每一個步驟都得寫得一清二楚。這種清單是把大腦關上，而不是讓我們的腦子更加靈光。

反之，好的清單簡明扼要，有效率，而且能夠切中問題，即使在極困難的情況之下，用起來也不難。好的清單不是每一個步驟都必須條列出來，畢竟只靠清單，你還是不會開飛機。清單只是提醒我們最關鍵和最重要的幾個步驟，也就是技術純熟的專業人士也可能疏忽的地方。總之，好的清單是實用的。

波爾曼強調，清單的力量還是有限。雖然專家可利用清單想起某一個複雜的步驟或某種複雜的機器如何操作，也可透過清單了解優先順序，或是增進團隊合作，有了清單並不能代表每一個人都會按照表列的步驟去執行。

例如，我們可以想像機師在座艙看到前貨艙門警示燈亮起，第一個反應不是立刻拿起清單手冊翻閱。畢竟，不知多少次警示燈亮起只是假訊號，此次飛行應該不會有問題。沒有噪音、沒有爆炸聲，也沒有砰地重擊聲，只是討厭的警示燈不停地閃爍。地勤人員在飛行前已經檢查過艙門，沒發現任何問題。此外，像艙門掉落之類的問題每五十萬次航班才會出現一次，發生機率可說微乎其微。因此，機師可能會先派人檢查一下電路，看是不是真有問題。

然而，機師還是會使用清單，原因有二：首先，這是他們的訓練。打從在飛行學校學開飛機，他們已經知道人的記憶和判斷不夠可靠，且身為機師，他們必須對所有機組員和乘客的性命負責。其次，事實證明，清單不但有價值，而且是有用的。雖然機師知道飛機駕駛必須按照一定的程序而非本能，但他們也不會盲目地按照程序來做。當然，沒有一種飛行清單是完美的，有的有錯誤或沒寫清楚，但機師依然相信清單的效能。在面對可能發生空難的危機之時，他們都願意依靠清單。

以聯合航空那次的艙門意外為例，從座艙通話紀錄可以了解他們如何利用清單化險為夷。在艙門掉落、機腹破了一個大洞之際，巨大的噪音震耳欲聾，全體機組員的心臟都快跳出來。當時，他們有不少問題要解決。除了缺氧，由於機身殘片掉落到右翼的三號引擎，引擎因此停擺，還有一些碎片則擊中四號引擎，致使引擎冒火，且機翼外側受損嚴重。然而，座艙中的機組員還不知道究竟是怎麼一回事。起初，他們以為是炸彈爆裂，不知飛機受損的情況如何，也不知道是不是會再次爆炸。不管如何，他們先關閉受損引擎，通知塔台情況緊急，他們必須先使飛機下降到安全的高度，判別儀表板上的警示燈哪些該注意，哪些可置之不理，最後決定在海上迫降或是返回檀香山機場。在這千鈞一髮之際，最大的考驗就是判斷要靠本能或是依程序來處理。

他們是怎麼做的呢？這時，他們拿出了清單手冊。

機長：你要我唸清單嗎？

飛航機械員：是的，只要你準備好了。

機長：好了。

他們要處理的問題很多，因此必須做抉擇，看要先進行什麼樣的程序。根據清單，他們必須先下降，關閉那兩個壞掉的引擎，然後評估在機翼受損的情況下，是不是能降落在陸地上。在著陸前，為了減輕重量，他們還必須傾倒一些燃料。

對機師而言，清單猶如救生索。多虧像波爾曼這樣的專家，不斷改善清單，碰到危急的狀況才能死裡逃生。顯然，我們要設計出理想的手術清單還有很長一段路。

清單是簡便、迅速解決問題的工具

波爾曼解釋說，在製作清單的時候，你必須做一些重要決定。首先，你得確定使用清單的暫停點（例如警示燈亮起或是引擎故障）。其次，你必須決定採用操作確認模式，或是大家一起一步步照著清單來做。前者是由團隊成員根據他們的記憶與經驗分頭去檢查各個項目，然後暫停，最後確認該做的是否都做了；後者則像食譜，唸一項做一項。不管是什麼樣的清單，都必須適合當時的情況。

清單列的項目不可太多，最好是在五項到九項之間，因為這樣最容易記憶。波爾曼認為略多或略少也沒關係。

他說：「這都要視情況而定。在某些情況之下，你只有二十秒的時間可以應變。至於其他情況，則可能有好幾分鐘的時間。」

但從暫停點開始，六十到九十秒後，人的專注力就會降低，開始省略某些步驟，因此清單必須列出最關鍵的項目，也就是最容易略過或疏忽之處。（雖然透過資料分析可找出最重要且最容易忽略的步驟，然而這種資料分析不一定隨手可得。）

波爾曼繼續說，清單的用字遣詞要簡單、明確，使用業界最熟悉的語言。就連外觀格式也要講究，最好單頁就可全部列印出來，同時避免擠成一堆或使用不必要的顏色。此外，大小寫也得注意，以方便閱讀。（以英文字體而言，他特別推薦簡潔、醒目、沒有多餘裝飾的無襯線字體，如Helvetica。）

其實，我們在草擬手術清單的時候已注意到這幾點。當然，還需要再精簡一點，很多項目也要寫得再明確些。我想，這是可以辦到的。但波爾曼還堅持一點：不管我們再怎麼小心，花多少心血，製作出來的清單仍必須在現實世界中試驗，而且實際運用將會比我們預期的要來得複雜。他說，最初擬好的清單最後往往改得面目全非。不管如何，還是要不斷研究、修正與實驗，直到可以派上用場、使用起來沒有問題為止。

我說，清單要運用在手術上可不容易。波爾曼說，用在飛行上也一樣不容易。你不可能在飛行中途打開艙門，觀察機組員如何因應這樣的考驗，這也就是為什麼他們得用飛行模擬器來訓練機師。波爾曼問，要不要見識一下飛行模擬器？

想到可以進入飛機座艙，我就像個小男孩一樣興奮。但我還是很克制，免得過於喜形於色。我說，當然，這好像很酷。

我們走一小段路，到隔壁那一棟，經過一扇普普通通的金屬門，就看到一個像是太空艙的東西，立在三根巨大的液壓支架上。我們似乎站在某種平台之上，那三根巨大的支架則伸到地板下方。波爾曼帶我進入那個像太空艙的大箱子裡，原來裡面是波音七七七－二〇〇ER型飛機座艙。我爬進左邊的機長座，而他則坐在右邊的座位。他教我如何繫好安全帶。前方有三個黑色電漿螢幕，看起來像擋風玻璃。一個助理幫忙打開開關。

「你要哪個機場？」波爾曼問：「幾乎全世界的機場都在我們的資料庫當中。」

我選擇西雅圖塔科馬機場，因為前一天我才搭機在這個機場降落。前方螢幕立刻出現機場跑道，讓我看得目瞪口呆。我們正停靠在登機門旁。行李車在我們前方穿梭。遠方，不斷有飛機滑行接近登機門或者慢慢駛離。

波爾曼帶我做起飛前的檢查。在我左手邊的牆上有一個放清單的縫隙，讓我隨時可以拿得到，但這只是備用的，機師一般使用在儀表板上顯示的電子清單。波爾曼唸出清單上的項目，示範給我看。

「氧氣檢查。」他指著可確認氧氣是否供應無虞的地方。

我該回答：「測試過了，百分之百純氧。」

「飛行儀器檢查。」他說，一邊指出航向指示器和高度表給我看。

最初的座艙檢查只有四個項目，然後在啟動引擎之前，有六個項目需要檢查。此外在跑道滑行和起飛之前，機長和副機長還需要進行「起飛與滑行簡報」，溝通當天的計畫並看看有無任何問題。波爾曼帶我一一完成這些查核項目。

在他的帶領下，我了解我們將在16L跑道往東南方進行標準起飛，爬升到二萬英尺的高度。記得波爾曼還提到無線通話器的設定。之後，他又提到一些瘋狂的狀況：像是引擎在起飛前剛好故障，那就把動力關掉；如爬升到一半，才發現引擎故障，即使只剩一個引擎，也可繼續爬升；如果所有的引擎都壞了，就必須在附近尋找好的著陸點。我點點頭，表示我都聽懂了。

「有任何問題嗎？」他問。

「沒有。」我說。

他啟動引擎。雖然這只是飛行模擬器，沒有真正的引擎，但還是聽得到引擎加速的聲音。那聲音很吵，我們不得不大聲說話。在進入跑道之前，我們又停下來，進行五個查核項目：是否需要除冰，如果需要，是否已完成；自動剎車的設定；與塔台確認；地面設備是否已完全移開；是否有任何警示燈亮起。

上述三張清單每張約只需三十秒就完成了，簡報則花了一分鐘左右。波爾曼說，飛行清單會如此簡潔，絕非偶然，那是許多專家花了不知多少時間，在早期的飛行模擬器看機師不斷實驗得來的。他們會計算時間、改良清單，並去蕪存菁，只留下最關鍵的項目。

準備好了之後，波爾曼教我如何駛離登機門。真令人難以置信，我竟然是這次飛行的機長。波爾曼要我雙腳用力把剎車踏板踩下去，然後放開。我可感覺飛機猛然往前顛簸了一下。我用左邊的金屬舵柄控制鼻輪的方向，推到前面則往右，推到後面則向左。藉由儀表板中的三個油門控制桿則可控制速度。我開的飛機一開始像酒鬼一樣搖搖擺擺的，等到進入跑道的時候，我已經上手了。我把油門控制桿調到靜止的位置，雙腳用力踩剎車，等候可以起飛的指示。波爾曼從電子儀表板叫出起飛前清單。

「襟翼。」他說。

「設定好了。」我答道。

我想，這趟飛行一定很過癮。我們得到塔台傳來的允許起飛通知。我放開剎車。波爾曼教我如何調整油門控制桿。我們慢速起步，然後加快速度，機身也開始震動。我操控控制鼻輪的舵柄，使飛機不偏離中線。我緊抓推拉桿，就像抓方向盤一樣，前後推動就可控制飛機的俯仰角，左右旋轉則可控制飛機的轉向。飛機漸漸升空，我不知道飛行模擬器是怎麼辦到的，但我的確感覺我們已經飛上天了。

我們在雲層當中穿梭，不久，城市已在遙遠的下方。接著，我們慢慢爬升到二萬英尺的高空。這時，前貨艙門的警示燈亮了，我才忽然想起這是本次模擬飛行的目的。儀表板上的電子清單出現兩行字，但我立刻把左手邊的清單手冊拿出來，好看清楚整張清單。

我注意到這是唸一行、做一行的清單，上面只有七行字。目前的狀況是前貨艙門未關閉或鎖好，首要目標是降低艙門脫落的危險。

雖然我很清楚這只是飛行模擬，不是真的，但還是感覺到自己脈搏加快了。我知道我必須讓艙壓下降，但表上印的第一個步驟是「將著陸高度設定鈕（LDG ALT selector）設定到八○○○」。波爾曼說，這個設定鈕在頭頂上方的儀表板。我按照指示操作，把高度降到最低安全高度或八千英尺。我把推拉桿往前，讓機頭呈俯角。波爾曼要我注意看高度表，過了幾分鐘，我們即保持在八千英尺的高度。根據清單，下一步則是把空氣流量控制閥調成人工控制，移至全開，三十秒後再關上，以降低艙壓。這樣就大功告成了。飛機沒爆炸，我們安全了，真想和波爾曼擊掌慶賀，心裡暗忖，開飛機並不難嘛。

然而，飛行清單仍有許多步驟並沒有列出來，像是如何通知塔台飛機遭遇緊急情況；向空服員做簡報；判斷附近可以降落的機場哪一個最安全；以及檢查前貨艙門等，但這些項目是刻意省略的。波爾曼解釋說，這些雖然也是重要步驟，但有經驗的機師絕不會出錯，因此不必要列在清單上。他說，再列出來就成累贅了。

常有人誤以為執行清單是複雜的工作。其實清單並不能教你蓋摩天大樓或解決飛機碰到的緊急情況。沒有專業技能為底，再怎麼好的清單也沒用。清單是簡便、可以迅速解決問題的工具，用以加強專家的技能，是最佳的安全防護網。由於極簡而且實用，可以使人在千鈞一髮之際按部就班、迅速解決問題，不知已救了多少人的性命。

飛行清單的故事

再說一個飛行清單的故事。這是最近發生的真實事例。二〇〇八年一月十七日，英國航空公司三八航班從北京起飛，機上有一百五十二人，在飛行將近十一個鐘頭之後，即將降落在倫敦的希思羅機場。那時，剛過中午，雲淡風輕，能見度超過十公里，氣溫是攝氏十度。至此，這趟飛行都很順利。

然而就在離機場三．二公里之處，這架波音七七七的飛機在住宅區上方約二百二十公尺，飛機本應稍微加速，變成平飛，但引擎突然變得沒力。起先，右側引擎動力只剩一點，接著左側引擎也幾乎停擺。當時負責降落的是副機長，不管他做何指令，都無法使引擎動起來，座艙寧靜得詭異。

他展開襟翼，讓飛機盡量照原來進場的路線滑翔。但因飛機突然失去引擎動力，就像一個重達十五萬公斤的大石頭從空中掉下來。英國航空事故調查局後來發現，當時這架飛機是以每秒七百公尺的速度墜落。最後，飛機在跑道前端四百公尺的草地上迫降，以時速一百九十八公里的速度往前衝。

這次英航失事，不管機組員、乘客或地面上的人無一死亡，實在是太幸運了。飛機差點撞到機場附近樓房的屋頂。當時在機場外圍道路開車的人看飛機離頭頂這麼近，都以為自己要沒命了。巧的是，當時英國首相布朗就在現場，因他即將搭機前往中國進行第一次的官方訪問。坐在首相身邊的助理接受倫敦《每日鏡報》的記者採訪時說：「飛機就從我們頭頂上方呼嘯而過，飛得很低、很快，幾乎擦撞到電線桿。」

飛機在跑道前端的草地迫降時，目擊者聽到「巨大的砰砰聲」，之後滑行了三百公尺才停下來。飛機鼻輪撞壞了。右側的起落架在撞擊之下與機身分離，右後機身被撞破，刺入機艙第二十九排和第三十排之處，兩個右前輪也脫落了，左側起落架則刺穿主機翼。一千四百公升的燃油外洩。有目擊者看到火花，所幸燃料沒引燃。雖然在巨大的撞擊下飛機全毀，但乘客全部安全逃離機艙，只有十來個乘客因輕傷住院，最嚴重的一個是腿部骨折。

英國航空事故調查局在事發一個小時內即抵達現場進行調查。最初的兩份事故調查報告分別在一個月和四個月後出爐，然而並沒有找出原因。他們把引擎、燃油系統、黑盒子全部拆解、分析，依然不知道引擎壞在哪裡，只知輸送到引擎的燃油不知為何變少了。他們用測孔儀（一種光纖視鏡）來檢查燃油管路，但沒發現哪裡塞住或損壞了。控制燃油的閥門和電路全部正常。燃箱裡面也找不到任何可能阻塞燃油管線的殘屑。

接下來，他們把調查焦點放在燃油。根據檢驗結果，這架飛機使用的是一般航空燃油Jet A-1。由於這架飛機曾飛過北極圈，調查人員懷疑燃油在飛行途中結冰，造成引擎停擺，但後來檢查的時候燃油已全部退冰了。英航三八航班也飛越了中國與蒙古的邊境。冬季，那裡的周圍大氣溫度約為攝氏零下六十四度。當飛機飛過烏拉山和斯堪地那維亞半島的時候，溫度更降到零下七十六度。在極圈飛行，這還不算是特別酷寒。雖然

A-1燃油的結冰點是零下四十七度，但飛越北極圈的飛機燃油箱有特別的禦寒設計，機師也會時時注意燃油溫度，因此應該不會遭遇燃油結冰的危險。自二〇〇一年二月起，商業客機開始飛極地航線，已有數千架飛機安全飛過極圈，沒發生過任何事故。根據紀錄，英航三八航班出事那日的最低燃油溫度為攝氏零下三十三度，根本還沒到結冰的地步。再者，飛機引擎失去動力時正在天氣溫和的倫敦上空，而非烏拉山。

儘管如此，調查人員依然認為問題可能出在飛行路徑，並提出下面假設：一般而言，航空燃油都有少許的水氣，大約是每三．七公升會有兩滴水。在低溫地區飛行時，水氣通常會結冰，像微小的冰晶飄浮在燃油中。通常這不會造成什麼大問題，然而如果是特別平穩的長途飛行——正如這次的英航三八航班——由於燃油流動速度變得極慢，冰晶就可能在油箱中沉積。之後，因為要降落了突然加速，燃油突然晃動，原來沉積在油箱中的冰晶就此塞住管線，造成引擎停擺。

雖然調查人員沒有確切的證據可證實此假設。但這聽來就像一個人躺在床上抱怨說所有的氧分子剛好都跑到房間的另一頭了，因此他快窒息而死。雖然理論上說得通，實際上發生機率卻微乎其微。不管如何，調查人員還是做了個實驗，在冰凍的氣溫下，把水注入燃油系統，看會如何。他們發現，水的結晶果然會塞住燃油管線。

這起事故已經發生八個月了，這是僅有的解釋。所有的人都很焦急，希望防止同樣的事再度發生。如果燃油水氣結晶的解釋無誤，調查人員就得想辦法解決這個問題。在引擎失去動力那一刻，機師的第一個反應是加速，讓引擎動起來。但是如果冰晶沉積在燃油箱內，增加燃油流速只會使更多的冰晶塞住油管。調查人員認為這個時候機師非但不要加速，還最好讓引擎暫時靜止，讓管線中的熱交換器融化冰晶。只要幾秒鐘，引擎就能恢復了。這就是調查人員提出的最佳解決之道。

美國聯邦航空管理局因此在二〇〇八年九月發布了一份詳細的飛行建議書給所有機師，以防止飛機在飛過極地時再度出現冰晶阻塞油管的危機，也告知他們萬一這種狀況發生了，造成引擎停擺，應該如何應變。全世界的機師都可以學到一課，並在三十天內將所學融入飛行實務。這就是這個故事最值得一提的地方。

當然，這一課也和清單有關。不過，我們先來想想看，大多數的專業領域出現重大錯誤時，主其事者究竟有何反應。首先，即使碰上這種情況，我們也很少調查錯誤原因。不管是醫療、教學、法律或是金融世界，即使出錯，也很少變成新聞事件。雖然只要出現一種錯誤就可能使好幾千個人受到影響，但由於受害者通常一次只有一個，因此很少有人鍥而不捨地尋找出錯的原因。

有時候，雖然還是有人會去調查錯誤的原因，讓我們知道以後如何才能做得更好，但最後如何？這些調查結果常出現在某個科目或研討會的討論中，也可能登在期刊或教科書上。照理來說，我們會把這些厚厚一本的指導方針或準則印出來，供大家參考。然而只是公布出來，並不保證相關從業人員會將這些改變融入日常實務。

例如，有一項醫學研究以九種重要的治療做為研究目標，看其影響如何。其中一種就是肺炎鏈球菌疫苗的注射。這種疫苗不但可保護兒童，抵禦呼吸道感染這種最常見的殺手，成人接受注射也有保護之效。然而根據研究，美國醫師花了十七年的時間才採用這種新療法，讓半數以上的病人接受這種疫苗的注射。

波爾曼認為這種延遲不是因為疏懶或是不願意。原因在於必要的知識沒能轉換成一種簡單、實用而且有系統的表格。如果航空界每發現一種新的做法有助於飛航安全，就發布密密麻麻、長達數頁的公告，等於是要機師每年閱讀七十萬篇期刊文章。臨床醫師面臨的情況正是如此。資訊和新知已多到難以負荷的地步。

雖然發生空難之後，飛安事故調查人員也會公布詳盡的調查報告，就像醫學期刊，但波爾曼及其小組仍會把報告仔細過濾，擷取重點，之後將原來使用的標準清單加以修正，再提供給機師。他們並設法幫助機師在暫停點解開關鍵問題：例如機師怎麼知道引擎停擺是因為燃油管路被冰晶卡住了，而不是其他原因？波爾曼不斷利用飛行模擬器與機師測試清單，只要一找到問題，就加以修正，然後繼續進行測試。

波音團隊花了半個月的時間不斷測試和修正，清單終於得以拍板定案。他們將這份清單送到全世界擁有波音七七七的每一家航空公司。有些航空公司會直接利用這張清單，但是大多數會修正後再加入自家原來的程序。（這也就是為何航空公司併購之後，原來分屬不同航空公司的機師常為了該選用哪一個版本的清單而起激烈衝突。）在波音發布公告之後，不到一個月，新的清單已出現在機師手中，電子清單也同步更新。

我們怎麼知道他們已使用新的清單？因為在二〇〇八年十一月二十六日，英航三八航班的事件幾乎重演。這次是達美航空從上海飛往亞特蘭大的班機，機上有兩百四十七個人。這架波音七七七飛到蒙大拿大瀑布市上方三萬九千英尺高空時，機師突然覺得二號引擎停擺。根據後來的調查，的確是冰晶阻塞燃油管線的緣故。先前英航調查人員提出的結冰理論果然沒錯，而他們制定的應變方案避免了事故的再度發生。要不是新的清單發揮功能，在蒙大拿山區高空失去引擎動力的那一刻，災難已經降臨。

這次，正副機長按照清單一步步操作，不久引擎就恢復正常，機上兩百四十七人都平安無事，乘客甚至渾然不知經歷了一場危機。

我也希望手術能如此轉危為安。

CHECKLIST

7 上路

我說，也許清單在某些地方成效特別好，例如貧窮地區。研究小組告訴我，地點也沒有多大差異。的確，在高所得地區的醫院發生手術併發症的比率本來就比較低，但他們使用清單之後，嚴重併發症也少了三分之一。

我一回到波士頓即帶領我的研究小組著手改良不久前草擬的手術清單，看如何能更實用。我們遵循飛行清單的製作原則，使清單上的陳述更明白、簡短。我們採用的是操作確認模式，而不是唸一項做一項。這麼做的好處是比較有彈性，同時團隊成員也能在關鍵之處停下來檢查重要步驟。新的清單的確大有改進。

接下來，我們將在模擬的情境下測試，地點就在我做研究的公衛學院會議室。我們請一個助理假裝病人躺在桌上，研究小組成員分別扮演外科醫師、外科助手、刷手護士、流動護士以及麻醉科醫師。然而，一開始我們就碰到問題了。

例如，誰來當清單的司令官，在關鍵時刻喊停？關於這點，我們一直沒說清楚，現在才知道這可不是小事。在開刀房要成為眾人矚目的焦點，一定要有自信、威嚴，才能控制全局，通常只有外科醫師做得到。我於是提議，那就由外科醫師來吧，但大家不以為然。有人指出，如果是開飛機，一般是由沒擔任駕駛的機師來執行清單，因為擔任駕駛的機師若一邊忙著操控儀表板，一邊又要同時執行清單，必然容易分心而漏了某個步驟。此外，把權責分散出去，每一個團隊成員才會了解，成敗安危人人有責，並不是機長一個人的責任，而且任何一個人若發現問題都可以提出來。如果手術清單要有成效，也必須分散權責。最後，我們決定由流動護士來擔任清單司令官。

護士需要在清單上打勾嗎？我們最後決定不必這樣做，因為清單紀錄沒有保存的必要，最主要的目的在於促使團隊成員對話，確定每一個人都知道該次手術必須特別注意什麼。

我們把清單每一個項目的描述都仔細修正過了，而且用牆上的鐘來計時。我們希望每一個暫停點——即麻醉前、劃刀前，和離開開刀房前——不要超過六十秒，然而這個目標還沒達到。開刀房就像壓力鍋，每一個人都神經緊繃，要讓大家接受清單，那就不能為了清單浪費時間，因此有些不是那麼關鍵的項目必須刪除。

去蕪存菁正是擬訂清單最困難的地方。即要精簡，又要有效果，常常像魚與熊掌，不可得兼。刪除太多，就不能增進手術品質，然而留下太多，清單又會變得太長，浪費寶貴的時間。此外，哪些才是最重要的項目，每個專家的意見可能不同。二〇〇七年春，**WHO**就手術安全清單在倫敦召開國際會議。結果正如所料，歧見最多的正是哪些項目該保留，而哪些該刪除。

例如，歐洲與美國方面的研究發現，如果手術時間很長，病人腿部可能出現深部靜脈血栓，血栓若隨著血流漂到肺部血管，就有致命的危險，因此施打抗凝血劑（如heparin）或穿上預防血栓的腳套，都可以大幅降低手術併發肺栓塞的風險。但中國和印度的代表都認為沒有這個必要，因為根據他們的研究，長時間手術導致深部靜脈血栓的病例很少，死亡案例幾近於零。對不夠富裕或貧窮國家的人民而言，不管打抗凝血劑或是穿預防血栓的腳套，都不是他們負擔得起的。再者，施打抗凝血劑的醫護人員稍有不慎，就可能打得太多，危害到病人。討論到最後，我們決定把這個查核項目刪除。

我們也討論到開刀房發生火災的問題。開刀房常使用高電壓的器械或電刀等熱燒灼器，而氧氣設備往往就在一旁。全世界多數醫院開刀房都曾發生過火災。開刀房火災很可怕，純氧幾乎可使任何東西燒起來，像是病人身上的鋪單，甚至連插入喉嚨的管子也可能燒起來。其實，開刀房火災是可以預防的，如果手術團隊確認沒有任何氧氣外洩，把氧氣濃度盡可能調低一點，減少含酒精的消毒劑，避免讓氧氣流到術野（surgical field），就絕不會發生火災。只要術前做好準備，確認每一個人都知道醫療氣體的開關、警報器和滅火器在哪裡，就可防範火災。火災預防的項目似乎可以加入手術清單中。

但和感染、出血和痲醉危險這三大手術殺手相比，火災發生率低太多了。以美國為例，每年手術約有好幾千萬次，開刀房火災事故只有一百起，因此致死的人數寥寥無幾。相形之下，手術部位感染則約有三十萬件，死亡人數更達八千人以上。我們對開刀房火災的防範做得比感染控制來得好多了。如果把火災預防的項目加上清單，這張表單就會變得太長，所以也決定刪去。

其實，決策過程沒有什麼特別的科學根據或規則。雖然開錯刀（開錯病人或開錯部位）的機率極小，由於核對病人身分和開刀部位很快，用不著花多少時間，因此很多國家（包括美國）早就實行這類查核項目。再者像開錯刀這類的烏龍事件常會成為頭條新聞，因此這個確認步驟還是留在清單上來得好。

雖然溝通不佳也是手術容易出錯的一個原因，然而要如何掃除溝通障礙、加強團隊精神？我們目前的做法是團隊成員自我介紹以及術前簡報，提出任何可能令人擔憂的問題，但我們還無法證明這麼做會有多大的成效。不管如何，增進團隊精神對手術來說有益無害，我們還是決定把這些溝通項目納入清單試試看。

在倫敦會議之後，我們一個接著一個輪流進行小規模的測試：倫敦小組實際使用擬好的清單，並給我們建議，清單經過修改後，再換香港的小組來測試。就這樣，我們的清單經過多次修訂，最後似乎臻於完善，可以在全球上路了。

拍板定案的WHO手術清單共有十九個查核項目。在麻醉前有七項：

一、是否與病人（或其代理人）確認其身分、手術部位、手術名稱，以及病患是否已簽署手術同意書？

二、手術部位是否已經做了標記？

三、麻醉機與麻醉藥物的檢查是否完成？

四、是否給病人接上血氧濃度測定儀，以及此儀器是否能夠正常運作？

五、病人是否會對任何藥物過敏？

六、病人在接受全身麻醉時是否會有呼吸道方面的問題——這是麻醉時最危險的部分？如果有，怎麼處理？儀器、設備是否已備妥？人手夠嗎？

七、最後，如果病人有可能失血五〇〇CC以上（兒童則為體重每公斤大於七CC），還必須檢查靜脈注射管路、血袋和輸液是否已經準備好。

在麻醉後、劃刀前又有七項檢查：

一、參與手術人員是否已經介紹自己的姓名與職責？

二、每個人都知道病人的姓名及術式（包括開刀部位，如左邊或右邊）嗎？

三、術前六十分鐘內是否已給病人注射預防感染的抗生素（或者不必施打）？

四、手術需要的影像檢查資料是否已經擺出來了？

五、手術醫師是否做了簡報，告訴參與人員此次手術將花多少時間、預估失血量為何（需不需要備血）、手術關鍵步驟為何、有無非常規的做法以及其他應注意事項？

六、麻醉小組是否報告過此次手術的麻醉計畫及其他問題？

七、護理人員報告器械或設備是否有任何問題，消毒完全與否，以及是否有其他問題必須特別注意？

最後，在將病人送出開刀房之前，還有五項檢查：

一、流動護士是否口頭確認手術名稱登記正確？

二、將送往病理科的手術檢體是否已貼上標籤（必須大聲唸出檢體標籤，包括病人姓名）？

三、針頭、紗布、器械的數量是否正確？

四、手術器械、儀器或設備有無任何問題？

五、病人術後恢復期及後續治療需特別注意什麼？

當然，手術要注意的不只是這十九個步驟。然而，我們就像建築工程師，希望把簡單的、複雜的和特別的項目都納入其中，以免遺漏了最基本的項目（如抗生素、過敏或開錯刀），同時加強手術成員的溝通與團隊精神，提醒彼此手術有何陷阱或小地方要注意。我們的想法大致是如此。是否實施這張清單就能大幅增進病人安全？這正是問題所在。

一張十九個檢查步驟的清單

為了確知我們的清單有沒有效果，我們決定在全世界八家醫院實行。這個研究採樣夠大，應該可以得到有參考價值的結果，同時也不至於大到我和我的研究小組難以負荷，或WHO提供的研究經費不足的地步。我們收到幾十家醫院寄來的申請書，想參與這個計畫。我們於是設下幾個選擇標準。首先，醫院的計畫負責人必須會說英語。我們雖然可把手術清單翻譯成各國文字，但由於研究小組必須常常與世界各地的負責人連絡，而我們只能用英語溝通，無法為不諳英語者找通譯。再者，醫院所在地必須安全無虞。例如伊拉克一家醫院的外科主任對我們的計畫很感興趣，也很積極爭取，然而我們可不想在伊拉克這樣的戰區進行研究，讓研究人員冒不必要的危險。

我還希望這八家醫院來自經濟背景迥異的地區，有富裕的、貧窮的，也有介於兩者之間的。然而WHO總部的官員對這點不以為然。他們希望以落後、貧窮的國家為主，沒必要把錢花在富有的國家。但我的看法不同。我雖然在美國一流醫院工作，但我也去過印度鄉下的醫院，發現各有各的問題，我希望這張清單能推廣到世界的每一家醫院，幫助全球的病人，因此認為這個研究沒有排富的必要。最後決定，若富裕地區的醫院願意全額（或至少大部分）負擔自己醫院所需的研究費用，就讓他們加入。

最後，這八家醫院必須同意讓我們的研究小組觀察、計算採行清單前後的手術併發症、死亡率和系統失效的比率。其實，大多數的醫院還沒有最新數據，即使位於富裕地區的醫院也是。再者，把自家門戶大敞讓外人來檢視，萬一結果不理想，或許會讓醫院覺得難堪。不管如何，我們還是從全球各地找到了願意與我們合作的八家醫院。

有四家是在國民所得比較高的國家，也是世界頂尖的醫院：美國西雅圖華盛頓大學醫學中心、加拿大多倫多總醫院、倫敦聖瑪麗醫院，及紐西蘭的奧克蘭城市醫院。另外四家則位於比較貧窮的地區，然也是繁忙的大醫院：馬尼拉的菲律賓總醫院（這家醫院的規模甚至是上述醫院的兩倍）、約旦政府不久前為了收容人數眾多的難民而興建的哈姆紮王子醫院、印度新德里的聖史蒂芬醫院，及坦尚尼亞的聖法蘭西斯地區醫院。坦尚尼亞伊夫卡拉的人口將近一百萬，然而只有聖法蘭西斯這一家醫院。

這八家醫院差異極大。在上述高所得國家，每年每人的醫療費用高達好幾千美元，然而在印度、菲律賓和東非，則還不到一百美元。華盛頓大學醫學中心一家醫院一年的總額預算約十億美元，是坦尚尼亞全國總額預算的兩倍。就手術水準而言，這八家醫院也有天壤之別。在富裕地區的醫院，不但從機器人前列腺切除術到肝臟移植無所不能，像疝氣修補、乳房組織切片檢查、兒童耳管置入術等也都是十分安全、再平常不過的手術。然而，在貧窮地區的醫院往往因人力不足，經費短缺，只能救命為主，如為難產的產婦緊急剖腹產，或是處理嚴重創傷。即使這些醫院進行相同的手術，如闌尾切除術、乳房切除術或是股骨骨折鋼釘固定，病人的情況依然大不相同：被送來醫院的時候情況常已慘不忍睹，如闌尾破裂、乳房腫瘤已經兩倍大，而骨股不但斷了，且已遭感染。最後，只有手術名稱是一樣的。

不管如何，我們還是必須進行這個計畫。畢竟，我們的目的不是在比較哪一家醫院做得比較好，而是我們設計的手術清單是否能運用在全世界各個地區的醫院，增進病人安全。

我們在當地雇用臨床協調員並給予訓練，讓他們知道如何蒐集死亡與併發症案例資料。我們設下的標準比較保守，所謂的併發症必須是嚴重而明顯的，如肺炎、心肌梗塞、出血（因而必須再次接受手術或輸了四袋血以上）、病歷記載傷口感染等。臨床協調員必須記錄自己所見，不可只聽別人述說。

在使用清單之前，我們花了三個月的時間在每一家醫院的四間開刀房蒐集手術資料。這就是像是全世界的醫院手術品質抽查，結果果然令人擔心。

在我們追蹤的四千個接受手術的成人中，約有四百人術後出現嚴重的併發症，五十六人因此死亡。在所有併發症的案例中，約有半數和感染有關，另有四分之一則和手術技術方面的疏失有關（如內出血或腸子破裂），必須在術後回開刀房再開一次。這八家醫院的併發症出現比率從六％到二一％不等。然而，就我們挑選的這些醫院，會被送來這裡開刀的病人病情通常比較複雜或嚴重，如果是簡單的手術，出現併發症的比率當然低得多。不管如何，這個結果證實了一點：無論在全世界哪個地方接受手術，都是有風險的。

然危機就是轉機，我們的手術清單說不定大有可為。例如，我們發現沒有一家醫院的手術團隊在術前討論病人是否可能有大出血的危險，並著手備血；也沒有人進行術前簡報，提醒參與手術者或許會出現的問題。我們特別追蹤下面六個安全步驟：及時給予病人預防感染的抗生素、檢查血氧測定儀、在氣管插管前做風險評估、口頭確認病人身分和手術名稱、準備好靜脈注射管路和輸液，以及確實清點所用的器械、紗布和針頭數量。這些都是非常基本的查核項目，就像在飛機起飛前檢查升降舵是否解鎖一樣。然而，我們還是發現到處都有漏洞。即使是表現最好的醫院，每一百次手術仍有六次至少遺漏一項，大約每十六個病人就會出現檢查缺失。整體來看，這八家醫院共有三分之二的病人，在接受手術時沒能做好上述六個安全步驟。

從二〇〇八年春天開始，這八家先驅醫院開始使用這張包含十九個檢查步驟的清單。這張表很精簡，只要兩分鐘就可以完成。各醫院的計畫領導人保證他們將有系統地引進清單的概念，讓全院外科醫師、麻醉科醫師、護士等參與手術的成員都了解。我們把實行清單之前的併發症比率告知各醫院，讓他們知道問題在哪裡。我們還給他們一些PowerPoint簡報檔和一些YouTube影片檔案。影片除了示範「如何使用手術安全清單」，還有另一個更有趣的版本——「如何避免把手術安全清單搞砸」。

我們也要求各醫院的計畫負責人在引進手術清單之初只要在一間開刀房執行，由外科主任親自上陣，加上資深麻醉科醫師和護理人員。一開始一定會有問題，但各家醫院可以自行修訂清單的項目或文字，以合乎需要。有幾家醫院使用的是翻譯版，另有幾家則需要多加幾個項目。清單也促成醫院管理系統的改進，例如必須增加抗生素的存貨以供開刀房所需。我們希望在各家醫院嘗試用清單的都是資深而有耐心的醫護人員，能幫忙修改，而不要一味地抗拒。

另外，院方也必須體認到，清單的使用也牽涉到醫院文化的轉變，包括權力結構、責任分配與對照護品質的期待都和以往有所不同。我們認為如果團隊成員一開始就知道自己也是舉足輕重的角色，就比較容易接受這種做法。

清單的使用也有學習曲線

清單在全球各地上路之後，我和研究小組也兵分多路分別訪察那幾家先驅醫院。我真有大開眼界之感。我從來沒有在這麼多不同的地區觀看手術是怎麼進行的，沒想到有這麼多的差異，更不知道會冒出這麼多的問題。

坦尚尼亞的聖法蘭西斯地區醫院離首都三蘭港約有三百二十公里，門前的馬路是狹窄的一線道，不時風沙漫天。雨季一來，洪水暴漲，藥品和麻醉氣體的補給線就斷了，常要好幾個禮拜之後才能恢復補給。在此等待開刀的病人有好幾千人，但全院只有五個外科醫師和四個沒上過醫學院的麻醉人員。血庫裡的血大都是病人家屬捐的，如果不夠，醫護人員也會挽起袖子。為了節省麻醉藥品的用量，他們大都為病人做脊椎麻醉，也就是將麻醉藥物注入脊髓腔，達到半身麻醉的效果。我實在無法想像大多數的手術都只做脊椎麻醉。他們手術手套也捨不得用完就丟，不斷消毒、重複使用，直到破了為止。他們甚至自己製作手術用紗布。護士和麻醉人員會一起坐在一張老舊的木桌旁，一邊喝下午茶，一邊把一大匹的白色棉布剪裁成小塊，以供次日手術之用。

比起坦尚尼亞這家醫院和其他我參觀過的印度鄉下醫院，新德里的聖史蒂芬醫院要好得多：藥品不虞缺乏，醫護人員的訓練也都不錯。但在這個人口多達一千三百萬的大城市，需要他們照顧的病人多到令人難以想像。每年需要麻醉的手術高達兩萬人次，然而他們只有七個接受過完整醫學訓練的麻醉科醫師，簡直少得荒唐，跟紐西蘭的奧克蘭城市醫院比一下就知道了——奧克蘭城市醫院的手術量和聖史蒂芬不相上下，然而他們卻有九十二個麻醉科醫師。話說回來，儘管聖史蒂芬醫院設備不足、常常停電，等候診療的病人永遠大排長龍，外科部門的醫護人員一天必須工作十四個小時，他們卻很少抱怨，不像美國的醫護人員那樣滿腹牢騷。

這幾家醫院不光是所在地區貧富有別，每一家也都各有其特色。像是已有一百五十年歷史的倫敦聖瑪麗醫院，一九二八年，佛萊明就在這裡發現盤尼西林。目前在這家醫院擔任外科主任的是達濟（Ara Warkes Darzi）。聖瑪麗醫院外科部是全球微創手術與手術模擬的先驅，現代、設備精良，吸引不少倫敦權貴前來就診。戴安娜王妃就是在此生下威廉與哈利王子。保守黨魁卡麥隆的兒子罹患腦性麻痺與嚴重癲癇，也是在這家醫院接受治療。然而，這家醫院並非只診療上流社會的病人。這是家隸屬英國國民醫療保健系統（NHS）的公立醫院，不論貧富貴賤，都可在此接受免費醫療。

聖瑪麗醫院共有十六間開刀房，在我看來，與我服務的波士頓布萊根婦女醫院很像，擁有最先進的設備和儀器，然而每一個手術步驟都和我們不同。例如，他們的病人都是在開刀房外面接受麻醉，之後才推進開刀房。這表示我們的手術清單第一部分必須修改。而且，這裡的麻醉科醫師和流動護士沒戴口罩。雖然他們不會接近手術切口，但我還是覺得不可思議：在開刀房工作的醫護人員怎麼可以不戴口罩？還有，他們醫護人員使用的醫學術語雖和我們一樣，彼此也都用英語交談，但是因為口音的關係，我常常不確定他們在說什麼。

在約旦，一眼就可看出他們醫院的環境與西方大相逕庭。開刀房非常簡約，因為約旦仍是開發中國家，醫療設備直到不堪使用才會淘汰，然而大多數外科手術必要的器械、儀器都有，而且維護得很好。他們有位外科醫師是從伊拉克來的，曾在首都巴格達接受訓練，也一直在那裡行醫，但自二〇〇三年美伊戰爭爆發，他帶著家人拋棄家園、存款和工作到約旦另謀出路。以前巴格達是中東醫療重鎮，但在海珊最後統治那幾年，伊拉克醫療系統幾近崩潰，約旦於是起而代之。那位外科醫師說，他覺得自己能在約旦工作實在非常幸運。每年約有二十萬個外國人前來約旦就醫，為這個國家帶來十億美元的收益。

由於男女有別的觀念在中東根深柢固，我還真不知道他們在開刀房要如何進行溝通。記得在我抵達約旦那天，我在一家餐館外頭坐看人來人往，發現男人和女人絕對不會走在一起。大多數的女人都用頭巾把頭髮包起來。我在約旦的嚮導是個接近三十歲的外科住院醫師。有一天我們一起去看電影，我知道他有一個交往兩年的女友，而且那個女孩是個研究生，我問，他認識那女孩多久之後才看到她的頭髮。

「我還沒看過她的頭髮。」他說。

「少來。真的從沒看過？」

「真的沒有。」他說，他頂多只看到一綹髮絲，知道她的頭髮是深棕色的。可見，在中東即使是受過高等教育、接受西方科學文化洗禮的年輕人，態度依然保守。

在他們的開刀房，所有的外科醫師都是男性，大多數的護士則是女性。麻醉科醫師則男女各半。我很好奇，在這種階級制度之下，可能藉由手術清單培養出團隊精神嗎？在開刀房工作的女性仍然戴著頭巾，而且盡可能避免與男同事四目相接。然而，我後來才發現，這似乎不是無法突破的障礙。例如，有一天，我在一旁觀看他們開膽囊手術。手術醫師在調整手術燈的時候，不小心弄髒了手套。他沒注意到，但是護士看到了。

「請換手套，」護士用阿拉伯語告訴他。（有人為我翻譯。）「沒關係啦。」手術醫師說。

「不行，」護士說：「不可以這樣。」最後，醫師不得不換手套。

儘管這八家醫院之間差異很大，但似乎手術團隊一進入開刀房就像回到自己的家一樣。一旦病人躺在手術檯上，不管心中有多少希望和恐懼，還是願意讓醫生切開自己的身體，相信醫生所做的一切，而參與手術的每一個成員也都全力合作，以不辜負病人的信賴。

手術清單的推廣有時並不順利。我們已料到後勤可能會有哪些問題。例如，我們發現在馬尼拉的醫院，每四檯手術可支援的護士只有一個。由於菲律賓合格的開刀房護士總是被美國和加拿大的醫院搶走，他們只好請醫學生來幫忙，但醫學生膽子小，不敢當清單的司令官，最後總算說服麻醉科醫師來擔任這個角色。

清單的使用當然也有學習曲線。這張表格再怎麼簡單明白，由於開刀團隊以前沒有使用的習慣，現在要開始使用，使之融入手術流程，並不是那麼容易。有時，手術成員會忘了某一個步驟，特別是手術完成後、把病人送出開刀房外那一部分。有時，他們則認為有些項目很難執行——倒不是複雜，問題常出在溝通方面。例如，護士發現病人還沒打抗生素，但不好意思開口叫大家暫停。此外，每一個人都有自己的個性和作風，特別是外科醫師。有人沉默寡言、有人情緒多變，有人則喜歡嘰里呱啦，很少有人能夠在短短的時間內調整自己，融入團隊，跟大夥兒一起討論手術計畫及可能會出現的問題。

在清單的各個項目中，意見最分歧的就是「手術前的自我介紹」這一項。從新德里到西雅圖，八家醫院的護士都非常贊成，但有的外科醫師卻不以為然。不管如何，大多數醫院最後都照辦了。

在推廣清單的過程中，我們不知被轟過多少次：「這麼做只是浪費時間。」有一、兩家醫院的計畫負責人則雷厲風行，強迫所有手術成員使用清單。強迫不但是下下策，更可能造成反彈，致使其他成員受到影響。我們希望計畫負責人強調清單只是一種工具，可幫助提升手術品質。畢竟，反對清單的人說不定也有道理——推廣清單儘管立意良善，成效尚待驗證。

雖然我們的確遭遇了一些阻力，但上路不到一個月，所有的手術團隊已駕輕就熟，每次開刀都使用清單，我們也持續追蹤病人資料。訪察完這八家醫院後，我就打道回府，等待結果。

有助團隊表現

我一顆心七上八下，不知這個計畫會不會失敗。我們只打算在清單引進這些先驅醫院之後追蹤調查三個月，看有什麼效果。當然，這樣並不能看出醫療照護的長期走向。我擔心的是，三個月下來一點變化也沒有。畢竟，三個月實在短暫，或許手術團隊沒有足夠的時間學習使用清單。再說，我們提供的只是一張再簡單不過的清單，不是新的設備、人員或其他臨床資源，位在貧窮地區的醫院依然設備不足、人力短缺。這樣真的會有效果嗎？而我們做的，也僅只於給他們一張列了十九個項目的清單，告訴他們怎麼做而已。我們盡量讓這張清單精簡，然而會不會過於簡略，漏了一些重要的東西？也許，打從一開始就錯了，飛行清單的概念不能用在開刀房。

不管如何，我們還是聽到了一些令人振奮的消息。倫敦有位骨科醫師先前很討厭清單，常常批評我們，然而有一次他為病人置換膝關節，在劃刀前才發現人工膝關節的尺寸不對，而醫院沒有這個病人需要的尺寸。從此，他開始幫我們宣傳清單的好處。

在印度，由於清單的實施，外科部門才發現手術流程有一個很大的問題。一般他們都在術前等候區為病人注射預防感染的抗生素，然後才把病人推進開刀房。因為有清單，臨床醫師才發現，由於手術一拖延就是好幾個小時，等到手術醫師劃刀時，抗生素的藥效已經退了。因此，他們特別在清單上注明，等病人進開刀房之後再注射抗生素。

一位在西雅圖華盛頓大學醫學中心外科工作的朋友說，他們覺得這清單用起來毫不費事，一下子就融入了他們的手術流程。我問，這張清單曾幫忙攔截到任何錯誤嗎？她說：「當然囉。」因為清單，他們才及時發現抗生素、器械等問題。更重要的是，手術進行到一半才出現問題時，團隊應變的能力變好了。清單的確有助於團隊表現。

這些好消息帶給我不少希望。

併發症大幅降低

二〇〇八年十月，研究結果出來了。我們這個研究小組有兩位是一般外科住院醫師。其中一位是海尼斯（Alex Haynes），為了這個研究計畫，他向外科告假一年多，全力投入研究、蒐集資料。另一位是韋瑟（Tom Weiser），他則在這個計畫投注了兩年的心力，負責核對資料與數據是否正確。我們小組的另一員大將則是已退休的心臟外科醫師貝里（William Berry），負責最後的總檢查。有一天下午，他們三個一起跑來找我。

海尼斯說：「你看看！」

他把一大疊列印的統計資料放在我面前，然後走到我身旁，指給我看：在使用清單之後，在這八家先驅醫院接受手術的病人出現嚴重併發症的比率下降了三六％，死亡率下降了四七％，感染率更下降了一半。這樣的統計數據有著重大意義。我們實在沒想到清單能有這樣神奇的效果。而病人因為出血等併發症，術後必須再接受一次手術者，也下降了二五％。

整體來說，我們在全球追蹤調查的病人將近四千人，如果不使用清單，預估將有四百三十五個病人會出現嚴重併發症，一百五十人會死亡，但實施清單後，實際出現嚴重併發症的只有二百七十七人，而死亡人數則為二十七人。

你或許以為我會高興得在桌子上跳舞，或是跑到開刀房外的走廊大叫：「成功了！成功了！」然而，我非但沒有手舞足蹈，反而緊張萬分。我神經兮兮地翻閱這一大疊資料，看是不是有什麼錯誤或問題，免得白高興一場。

我說，這樣的進步或許不是因為清單，只是湊巧。這段期間剛好比較少緊急或比較危險的手術。於是，海尼斯再回去研究數據。他說，根據統計，實施清單這段期間緊急手術反而比以前多了一點，至於重要手術種類則和以往差不多，包括產科手術、開胸手術、骨科手術、腹部手術等。

好吧，我又質疑：會不會是霍桑效應（Hawthorne effect），也就是被觀察者（手術團隊）知道自己成為觀察對象，行為因而有所改變？如此一來，就不能證明清單本身的確有用。研究小組指出，臨床協調員只有在清單上路之初待在開刀房的一旁觀察，更何況，在未實行清單的時候，他們已經進行觀察，那時併發症與死亡率並沒有因為他們在場觀看而降低。此外，我們也追蹤哪些手術中有觀察者，哪些則無。海尼斯回頭計算，發現有沒有觀察者在場結果都差不多。

我說，也許清單在某些地方成效特別好，例如貧窮地區。研究小組告訴我，不同地點也沒有多大差異。的確，在高所得地區的醫院發生手術併發症的比率本來就比較低，但他們使用清單之後，嚴重併發症也少了三分之一，明顯有了改善。因此，清單不獨適用於貧窮地區的醫院。

接著，研究小組報告每一家醫院的實施成果：實施清單之後，併發症發生的比率都大幅降低。在這八家醫院中，有七家下降比率都大於一〇%。

看來，這是真的。

推廣

二〇〇九年一月，《新英格蘭醫學期刊》刊登了我們的研究結果。在此之前，由於我們已告知那八家先驅醫院，這個消息已不脛而走。華盛頓州各醫院得知西雅圖華盛頓大學醫學中心的結果，也開始使用這張手術安全清單，不久則與該州的醫療保險協會、波音公司和州政府聯手合作，將清單推廣到華州的每一家醫院，並仔細追蹤結果。英國聖瑪麗醫院的外科主任達濟此時已是英國衛生部長。他和英國在WHO的代表唐納森（Liam Donaldson）都是使用手術清單的先驅，他們看到了成效，也開始把清單推廣到全國。

至於醫師則有各種不同的反應。他們原來擔心清單的使用將使手術時間拖得更長。事實證明這個顧慮是不必要的，有幾家醫院的手術團隊甚至報告說，清單使他們工作更有效率，反而節省時間。也有人質疑我們做的研究並沒有解釋清楚何以清單會有這樣驚人的效果。這麼說也沒錯。雖然我們看到這八家醫院在術前給病人打抗生素預防感染、在術中使用血氧濃度測定儀，也要手術成員在手術醫師劃刀前確認病人身分和術式無誤，其他和這些做法不相關的併發症（如出血）也變少了，這是怎麼一回事？我們猜測關鍵在於團隊成員之間的溝通變得更好。再者，我們也發現團隊合作的好壞和手術結果大有關係。團隊精神愈好，合作無間，併發症就愈少。

或許，最有意思的結果來自醫護人員自己的說法。在使用清單三個月後，我們請參與這次計畫的兩百五十位醫護人員（包括外科醫師、麻醉科醫師、護士等）以不具名的方式填寫問卷。發現清單一開始上路的時候，大多數的人都懷疑這張表單的成效，三個月後，八○%的人都認為清單很容易使用，不會花太多時間，而且對提升手術安全大有幫助。七八%的人都曾在開刀房親眼見到清單及時攔截錯誤的實例。

儘管如此，依然有人懷疑清單的功效。畢竟，仍有二○%的人認為這張清單不好用，浪費時間，而且無法增進手術安全。於是我們再問一個問題：「如果你是即將接受手術的病人，你希望醫護人員使用這張清單嗎？」

結果，九三%的人都回答：「是的。」

CHECKLIST

8 清單時代的英雄

不管我們的職業是醫師、律師、教師、官員、士兵或是飛行員，都必須承擔責任，把他人的需要放在一己的欲望之上。其次是技術，我們必須具備專門的知識與技藝。第三則是信賴。但在飛行界，還有第四點，那就是紀律。

機會已出現在我們眼前。清單不只可以防堵手術的錯誤，也可能在各行各業派上用場。即使是經驗和技術一流的專家也可從錯誤和失敗的類型得到啟示，針對缺失設計幾個查核項目來做改善。但我們真的可以做到嗎？我們能深植這個理念嗎？我還不知道。

如果有人發現一種新藥可以使手術併發症發生的機率下降一點點，藥廠就會在電視上大打廣告，業務代表也會請醫師吃飯，希望他們能多多選用。公家單位將對這種藥物進行研究。其他廠商見有利可圖，也會迫不及待加入這場商業競賽，推出更新、更好的產品。如果清單是一種新的醫療產品，外科醫師就會趨之若鶩，在醫學會的展示攤位前排隊領取樣品，要院方盡快採購。拜託，你們這些坐辦公室的難道不知道提升醫療品質有多麼重要？

手術機器人就是一個例子。這種二十一世紀的新發明要價一百七十萬美元，外科醫師只要在手術檯附近操作，指導機器手臂拿起手術器械，即可進行內視鏡等精細手術。優點除了縮小創傷性傷口，也可減少術後疼痛和併發症。但手術機器人非常昂貴，與傳統內視鏡手術相比，效果其實差不了多少。但世界各地的醫學中心莫不躍躍欲試，總計花了好幾億美元購買。

至於我們的清單呢？自從WHO手術安全清單的研究結果公諸於世，已有十來個國家開始使用，包括澳大利亞、巴西、加拿大、哥斯大黎加、厄瓜多、法國、愛爾蘭、約旦、紐西蘭、菲律賓、西班牙、英國等都決心在全國的醫院好好推廣。有些國家也已開始追蹤醫院使用清單的效果。有成果才能證明清單的確是好東西。在美國，有二十個州的醫院協會也矢志實施清單。到了二〇〇九年底，美國約有一〇%的醫院已開始採用清單或計畫開始實施。總計，全世界已有兩千家以上的醫院使用清單。

這些都是令人興奮的消息。可惜，醫師還未能全心全意擁抱清單的理念。清單大都是公衛官員交給醫院，由醫院高層或安全主任下令執行的。對醫師來說，不管是公衛官員或安全主任，都像討人厭的糾察隊。有時，引進清單的是外科主任，下面的小醫師只能在背後嘀嘀咕咕，不敢公然反對。換言之，很多外科醫師認為清單是一種干擾，自己的地盤受到侵犯。這是我的病人。這是我的開刀房。我要怎麼開是我的事，我會負責。這些人以為他們是誰？為什麼一定要聽他們的指示？

如果外科醫師是在政策壓迫下使用清單的，可能就出現這種心態：非要我打勾，那我打勾就是了。這樣你們滿意了吧？

然而，在清單上打勾並不是我們的終極目標。我們的目的在於提升團隊精神和紀律。WHO手術安全清單只是個起頭。這張清單只有一頁，只需要兩分鐘，因此非常簡略，只希望能在所有的手術派上用場，及時攔截幾個常見的疏失。將來我們或許能針對不同手術，如髖關節置換術、胰臟手術、主動脈瘤修補手術等，再發展不同的清單。我們可以好好想想每一種重要手術常出現哪些小差錯，並以專用的清單來避免這些錯誤。我們甚至可以效法飛行清單設計緊急狀況清單，以處理一些不尋常的情況，就像我的朋友約翰說的，如醫師可能忘了血鉀濃度過高也是引發心肌梗塞的原因。

除了手術，還有千百種醫療處置可能出錯，進而造成危險，如心肌梗塞、中風、藥物過量、肺炎、腎衰竭、癲癇等的治療。還有一些乍看之下沒什麼的問題也可能暗藏危機，如頭痛、奇怪的胸痛、肺結節或乳房出現小硬塊。疾病就是如此，複雜、風險高，而且變化莫測。如果清單能幫助我們避免錯誤，何妨在例行的治療流程測試看看。對醫護人員來說，好的清單就像聽診器，一樣是重要的工具。問題是，醫界是否能夠抓住這個機會？

伍爾夫（Tom Wolfe）在《太空先鋒》（*The Right Stuff*）這本小說描繪了美國太空

計畫的誕生和試飛員葉格的故事。葉格駕駛了一架外型近似子彈、裝載火箭引擎X-1的實驗機，首創突破音速的飛行紀錄，證明通往太空之路是可行的。在五〇年代，太空探險猶如死亡任務，約有四分之一的試飛員在任務中喪生。身為太空先鋒，這些飛行員必須有很大的膽識、驚人的專注力和應變能力。後來，由於清單與飛行模擬機的不斷演進，飛行員已知如何控制風險，以安全為第一要務，飛行的危險於是慢慢減少，現在的試飛員不再需要像過去那樣出生入死，也失去了英雄的光環。

醫療也是一樣，我們的工作有些非常危險而複雜，如手術、急診、加護病房醫療等，然而我們也可想辦法用最有效率的方法來解決問題。但這個新方法可能與醫學的傳統文化相牴觸，因而遭到阻力。在傳統醫學思維，碰上高度危險而複雜的情況，只有藝高膽大，才能克服難關。相形之下，手術安全清單和標準手術程序似乎很普通，哪能締造什麼奇蹟？這正是很多人心中的疑問。

的確，使用清單哪需要什麼勇氣、智慧和應變能力？今天的醫療已變得極其複雜、特別，無論一個醫師醫術再怎麼高明、如何膽識過人，還是不夠。我們必須以團隊合作的方式迎接挑戰。

運用在金融領域

清單不只可運用在航空界或醫界，在很多領域亦有發展的機會，當然也少不了阻力。金融投資就是一個例子。最近，在加州爾灣創立帕博萊投資基金的創始人帕博萊（Mohnish Pabrai）對我透露他的投資心法。這陣子我發現有三個基金經理人也師法航空界和醫界，把清單融入他們的投資研究：其一就是帕博萊，其基金旗下管理的資產超過五億美元；另一位是蘇黎世藍海資產管理公司的總裁史皮爾（Guy Spier），該公司管理的基金總數約七千萬美元；第三位則不希望我公布他的姓名和該公司管理的基金數目，總之，他所管理的基金公司在全世界數一數二，基金規模高達數十億美元。這三位都認為自己是「價值投資人」，也就是低價買進被市場低估的公司股票，然後耐心等待。他們不按照電腦指令買賣進出，而是做大量研究，尋找好的投資對象，目標是當股市「先知」，在一家具有爆發力的公司還沒沒無聞之時，就先買進，過了一段時間，等到其他投資人發現這匹黑馬時，只能瞠乎其後。

帕博萊解釋過去十五年來他是怎麼操作的。他說，每一季他都會買進一、兩檔新的股票。但在投資之前，他總會對投資標的進行深入調查。至於要買哪一檔股票，他的靈感可能來自任何地方，如廣告看板，或在報上看到一篇有關里約不動產的文章，或是隨手翻閱礦業期刊之後突然靈機一動。他什麼都讀，什麼都看，張大眼睛注意在沙土中閃閃發光的是不是鑽石，哪一家公司會是明日飆股。

可能的目標有幾百個，但稍稍調查過後，大多數都會放棄。差不多每一個禮拜，他都會看到讓他眼睛一亮、心砰砰跳的公司，感覺就像挖到黃金一樣。他無法相信沒有其他人注意到。他想，如果他沒看走眼，或許可以賺個幾千萬美元。

他說：「這時，你的大腦就進入貪婪模式。」史皮爾則說過：「金錢就像毒品，會使你的大腦興奮。」神經科學家發現賺錢的念頭會刺激腦中原始的愉悅系統或報償迴路，就像古柯鹼一樣。帕博萊說，因此像他這樣的投資家一樣要保持理智，冷靜分析，以避免非理性的狂喜或恐慌。如果他們想購買某一家公司的股票，必然會仔細研究財務報告，調查他們有何債務和風險，以及管理團隊經營的成績，衡量該公司的競爭對手，並思索未來市場的走向。總之，他們看到的不只是賺錢的機會，也要考量安全邊際，計算賠錢的風險。

價值投資的宗師就是巴菲特（Warren Buffett）。儘管這位股神也在二〇〇八年的金融海嘯跌了一跤，還是穩坐世界首富寶座。帕博萊追蹤巴菲特及其波克夏．海瑟威控股公司買進的每一檔股票，把市面上所有關於股市投資的書都找來讀，甚至以六十五萬美元的價格競標，得到與巴菲特共進晚餐的機會。

帕博萊吃了這頓天價晚餐之後，說道：「我認為巴菲特準備敲進一家公司的股票之時，腦袋裡也有一張清單。」帕博萊認為巴菲特嚴守紀律，常花好幾個禮拜的時間研究一家公司的財務與經營現況。他發現，雖然巴菲特屢屢締造投資奇蹟，但他也有失手的時候。

所謂失手，不只是指他賠錢或是錯失賺錢的機會。對投資家來說，賠錢是家常便飯。帕博萊指的是巴菲特沒把風險算清楚或分析錯誤。例如，他就發現巴菲特評估幾家公司的財務槓桿時連連失準——也就是分析公司有多少現金，借貸了多少錢，借來的錢創造出來的利潤或槓桿效應為何，風險又有多大。這方面的資料應該找得到，只是巴菲特沒仔細去找。

總之，他認為巴菲特會犯這種錯誤是因為獲利的念頭在作祟，大腦因此過於興奮，有如充滿吸毒的欣快感。帕博萊現年四十五歲，生於印度，從小認真向上，成績優異，後來申請上南卡羅萊納的克連森大學工程學系，畢業後在芝加哥和加州的通訊技術公司工作。在踏入基金投資界之前，他用三萬美元存款和七萬美元信用卡借款成立了一家資訊科技顧問公司。最後在一九九九年，以兩千萬美元的價格把這家公司賣掉，成立帕博萊投資基金。他是個很冷靜的人，也不會因為一時的滿足而止步。然而，他說，他再怎麼客觀，看到一家深具賺錢潛力的公司，也免不了因為過於心動，只看到好的一面，對風險視而不見。

「在這種引誘之下，」他說：「你就會開始投機取巧。」

或者，當市場長期處於熊市，委靡不振，你就會開始恐慌。你看到一大堆人賠到脫褲子了，這時，在你眼中，風險便不斷放大。

他還發現，如果情況複雜，他也會犯錯。因為要做出好的決定，必須對一家公司從各種角度做完整的觀察，否則就算腦袋並不興奮，還是會錯失明顯的跡象。他認為自己腦袋裡的清單不夠好。「我不是巴菲特，也不是智商三百的天才。」他需要想出一個才智平凡的人也能上手的方法。於是，他設計了一張清單。

很明顯，巴菲特有他自己的清單，但帕博萊注意到有些錯誤他會一犯再犯。他說：「因此，我認為他沒使用真的清單。」

帕博萊把他看到的錯誤全部列表，有些是巴菲特的，有的則是其他投資人的，當然還包括他自己的。不久，就累積了幾十個。為了避免這些錯誤，他做了一張包含七十個項目的清單。

舉例來說，巴菲特的波克夏公司在二〇〇〇年初買下寇特家具租賃公司（Cort Furniture）就是一大錯誤。

寇特的總部在維吉尼亞州，過去十年生意很好，收益節節高升。由於企業環境瞬息萬變，公司成長和倒閉的速度也變快了，巴菲特的老夥伴孟格（Charles Munger）認為寇特提供的服務正符合這種轉變。很多公司都傾向租用辦公家具，這正是寇特的利基。寇特的財務報表很漂亮，管理團隊的表現也很出色，孟格於是決定買進這家公司的股票。但孟格疏忽了一點：過去三年，寇特的收益來自九〇年代末期電子商務的快速崛起。寇特公司把辦公家具租給好幾百家剛起步的小公司，但是電子商務化為泡沫之後，這些公司也付不出租金了，紛紛倒閉。

「電子商務泡沫的事實，巴菲特和孟格當然看在眼裡，不會視而不見，」帕博萊說：「只是一時沒想到寇特家具的業務多依賴這些公司。」後來，孟格坦承，他錯在見樹不見林。

他向股東認錯：「接下來的一段時間，寇特公司的獲利能力將歸於零。」基於這個前車之鑑，帕博萊在他的清單上加了一個項目：在分析一家公司的時候，你必須問自己：該公司收益是否會受到景氣榮枯的影響被高估或低估？

另一位不願公布身分的基金管理人也使用清單。我們姑且稱他為庫克。庫克甚至把在投資過程可能發生的錯誤按照時間點來分類，包括研究階段、決策階段、執行階段及投資之後的問題追蹤。他設計了一份詳細的清單以避免這些錯誤，並在檢查的過程中加上幾個暫停點，提醒自己和投資團隊三思而後行。

例如，有一張是「第三日清單」，也就是在考慮投資的第三日，與團隊成員一起確認投資標的前十年的主要財務報表，特別查看每一份報表中的一些項目，並研究這些報表有哪些共同點。

庫克說：「一份財務報表要隱瞞一些東西不難，但每一份都要隱瞞，就不是那麼容易了。」

另一個查核項目是要求投資團隊詳讀現金流量表的注解，還有一個則是審閱經營風險報告書。另外，他們還必須檢查現金流與開支是不是和營收成長報告的數字相符。

「這些都是再基本不過的東西，」他說：「你看看！你一定很驚訝有多少投資人根本不看這些。」他又以美國最大的股市醜聞安隆案（Enron）為例：「你只要看看安隆的財務報表，就可以知道這家公司在搞什麼鬼。」

他說，有一次他真有挖到寶的感覺。他的大腦對他大叫：「買進！」可是，經過一番調查之後，他才發現該公司的資深主管已悄悄出脫持股，同時卻不斷向投資人放送利多的消息。這家公司就像一艘快沉的船，但不明就裡的投資人還是一個個跳上去。由於庫克在「第三日清單」加了一個項目：查閱該公司內部人士持股變動一覽表。他們就是從這裡發現那家公司高層出脫自家股票的祕密。他說，雖然五十次調查中有四十九次沒發現什麼，但只要發現一次，就值得了。

他解釋說，清單並沒有告訴他要怎麼做。清單不是公式，但是因為清單的約束，他才知道懸崖勒馬，不至於做出傻事。由於清單，他也才能及時查看一些關鍵資料。最後，在做決策的時候，也就能按部就班，有條不紊，確定和每一個人都溝通過了。他認為，只要握有好的清單，他和他的投資夥伴就能做出好的決定，而且有信心戰勝市場。

我問，這會不會是他一廂情願的想法？

「或許是，」他說，接著用手術來做比喻，顯然他已經看過我們的手術安全清單：「在清單的要求下，手術醫師必須洗手，也得和手術團隊的每一個人溝通，儘管手術技術還是一樣，併發症卻變少了，給病人的照護品質也變得更好。我們也希望做到這樣。」

由於庫克公司的基金盈餘並不公開，只有投資人知道，因此不肯明說他們到底賺了多少。他只能說，使用清單之後，獲利數字的確上升。他從二〇〇八年初開始使用清單，至少平安度過金融海嘯的考驗。根據同行的說法，庫克太謙虛了，他的表現可說是基金界中的佼佼者。我們目前還不知道，就他的成功而言，有多少該歸功於清單，畢竟他的清單計畫才進行了兩年。但庫克可以肯定一點，在這個變化多端的金融世界，他的團隊至少因為清單而比別人多了一項優勢：效率。

一開始引進清單時，他認為投資的時間和工作量即使可能會隨之增加，他還是願意。他說，只要能少犯一些錯誤，那就值得了。因為清單，前置作業的時間的確變長，但整體來看，他們評量一項投資所花的時間卻變短了。

庫克說，在實施清單之前，有時他們得花好幾個禮拜、開很多次會議討論某一件投資案，看是否該放棄或是進行深入調查。一旦他們花了很多時間和精力，就會傾向讓這件投資案通過。但是自從使用清單之後，光是靠「第三日清單」，就可決定哪些案子值得更進一步考慮，哪些則否。他說：「這個檢查步驟加快了我們審查的速度。一旦決定好了，我們就可以進行下一步。」

帕博萊和史皮爾也有類似的經驗。以往，史皮爾都雇用投資分析師。他說：「有了清單，我就不用再雇用了。」帕博萊自從一年前開始使用清單，基金收益已增加一〇〇％以上。當然，這不可能完全是清單的功勞。但帕博萊發現，因為清單，他的投資決定做得更快、更準，而且更有系統。二〇〇八年末，全球股市遭到金融海嘯重創，投資人莫不驚惶失措，殺出持股。光是在這一季，帕博萊調查了上百家公司，最後挑出十檔股票準備下手。他說，沒有清單，他恐怕做不了這麼多事，也沒有那麼大的信心。一年後，他的投資平均獲利達一六〇％，而且沒有一檔股票是買錯的。

聽了這些基金投資人的經驗，讓我最吃驚的倒不是清單這東西的確有用，而是其乏人問津。在商業界，每一個人都在尋找優勢。一旦發現某一家公司做得特別好，其他公司就像餓狼一樣，垂涎三尺，群起效尤。只要能多賺一點錢，不管什麼他們都願意做，像是投資電子商務、購買不動產抵押債權證券等，只有一個例外：那就是實施清單。

我問庫克，過去兩年來，可有人對他的清單感興趣。他說：沒有一個人。雖然每一個人都好奇，想知道他是怎麼操作的，但只要他一提到「清單」，每一個人都敬謝不敏。即使在他自己的公司，也很難讓每個人都成為清單的信徒。

他說：「我在公司處處碰到阻力。直到好幾個月後，我手下的人才看到清單的價值。」然而直到今天，他的合夥人仍未使用清單。

「真是奇怪，其他投資人連試一下都不願意，」他說：「有人曾經問過我，但都不了了之。」

「飛行員型」的創投家

阻力或許是無可避免的反應。幾年前，克萊蒙研究大學（Claremont Graduate

University）的心理學博士史馬特（Geoff Smart）曾進行一項計畫，研究五十一位創投家。這些創投家都是膽識過人的投資人，願意提供資金給具有發展潛力、快速成長的新公司，以獲取股息、紅利和巨額利得，然而投資失敗也可能蒙受巨大的損失，因此風險極高。他們和帕博萊、庫克和史皮爾等基金經理人不同，基金經理人投資標的都是已有營運績效、公開財務報表的大公司，因此可先分析、研究，再決定投資與否，而坐在創投家面前的可能是一個不修邊幅、滿腦袋不切實際想法的小子。桌上有張塗鴉——這就是這個年輕人的創業理念，他的構想到底可不可行沒人知道。但是Google和蘋果電腦都是這樣起家的。創投家的最大的夢想就是找到下一個布林、佩吉或賈伯斯。

史馬特研究，這些創投家如何認定自己將投資的公司是千里馬？你或許認為那要看創業者的點子是否吸引人。其實，找到好點子並不難，難的是找到可以執行好點子的創業者。通常，這樣的創業者不但可把想像化為現實，刻苦耐勞，有組織團隊的能力，還要能耐受壓力和挫折，克服技術與人事方面的問題，經年累月不斷地努力、堅持下去。這種人實在很罕見。

史馬特發現創投家可分幾個類型：有一種是「藝評家」型，幾乎只看一眼，就可以決定了，就像藝評家看畫一樣，憑藉的是長年的經驗和直覺。另一種創投家是「海綿型」，有如海綿吸水般吸收所有的相關資料，並透過面談、到公司實地參觀、會議等，甚至明察暗訪，最後才做決定。

「審判型」的創投家則像審問犯人一樣問個不停，詰問每一個細節和種種假設情況。「追求型」的則百般示好，急於合作。「殺手型」的則懶得評估，只要點子夠棒，他們就簽約，如果看不上眼直接把案子砍掉，絕不手軟。

但還有一類是「飛行員型」的。他們就像飛行員，會採用一套有系統、以清單為主的方式來評估尋求合作的創業者。以自己或別人過去的錯誤做為前車之鑑，就算是直覺告訴他們是絕佳的投資標的，也必須力行清單上的查核項目，強迫自己嚴守紀律，不輕易跳過任何一個步驟。

史馬特接下來追蹤不同類型創投家的投資績效。你該可以猜出績效最好的是哪一型的創投家。毫無疑問，就是「飛行員型」的。採用清單的創投家失敗率約一〇％，不是承認最初投資評估有誤，就是不得不把管理不力的公司高層換掉，而其他類型的創投家失敗率則高達五〇％。至於投資回報率，「飛行員型」平均為八〇％，其他類型的則只有三五%或更低。再者，投資經驗多並不表示成功率一定高，但除了經驗再加上清單，確實能提高投資成效。

史馬特發現，大多數的創投家不是「藝評家型」，就是「海綿型」，也就是常靠直覺，而非系統分析。每八個創投家只有一個是「飛行員型」的。你可能認為那是因為創投家不知道可以利用清單。事實證明，即使他們知道清單，結果還是差不多。史馬特早在十幾年前就發表了這項研究，並在二〇〇八年出版的暢銷書《誰是千里馬：如何雇用最好的人才？》（*Who: on the Method of Hiring*）中探討清單在企業管理上的運用。我問他，既然大家都知道清單的好處，創投家是否願意採用？他說：「還是一樣，懂得利用清單的人依然是少數。」

一般人都討厭清單。很多人認為使用清單等於是自找麻煩，何苦來哉？但我認為一般人不喜歡用清單，不是只有懶惰一個原因，應該還有更深層的理由。就算對救人活命不感興趣，也不該對賺錢沒有感覺吧？似乎清單讓人有一種難以言喻的尷尬。在我們印象中，偉大的人或成功者總是充滿膽識與勇氣，善於隨機應變，怎麼可能照表行事？

也許，我們對「英雄」的認知需要修正。

誰才是真正的英雄？

二〇〇九年一月十四日，WHO公布了我們的手術安全清單。翌日，全美航空一五四九航班從紐約拉瓜底亞起飛，機上有一百五十五人，飛到曼哈頓上空時不幸撞上一大群加拿大鵝，兩個引擎都壞了，只得在哈德遜河上迫降。所有的乘客和機組員都順利逃生，媒體紛紛報導這樁哈德遜河上的奇蹟。美國國家運輸安全委員會的官員表示，這真是飛行史上迫降做得最漂亮的一次。人稱「薩伯」的五十七歲機長薩倫伯格（Chesley B. Sullenberger III）曾任空軍上尉，已在全美航空服務了二十多年，飛行經驗達二萬小時，事後受到全世界的讚揚。

《紐約時報》頭條新聞：「機長化身超級英雄，乘客全數獲救。」美國廣播公司新聞網譽之為「哈德遜河上的英雄」，德國報紙稱讚他是「紐約硬漢」，法國人說他是「美國的新英雄」，而西班牙的報紙也大幅報導這位「紐約英雄」。小布希總統親自打電話向他致謝。五天後即將就任美國總統的歐巴馬也邀請薩伯一家參加他的就職典禮。狗仔在他加州的家前後埋伏，希望拍到他的妻兒。家鄉的人舉行遊行，歡迎英雄歸來。出版社也跟他簽下一紙稿酬達三百萬美元的新書合約。

後來飛安事故調查出爐，我們才知道機組員如何按照程序和清單，並利用精密的線控飛行電腦系統才得以成功迫降。此外，副機長也在緊要關頭分擔責任，空服員也依照標準程序迅速撤離所有的乘客。此時，大眾才開始疑惑：誰才是真正的英雄？雖然薩伯從初次接受訪問開始，一再聲明：「我希望在此更正：這不是我一個人的功勞，而是全體機組員共同努力的成果。」他認為這次能夠死裡逃生，神乎其技的飛行技術倒是其次，最重要的關鍵在於團隊精神與堅守標準程序。

每一個人都說，唉呀，我們的英雄太謙虛了啦。隔月，包括薩伯在內的五位機組員前往紐約市政府領取榮譽市民之鑰，又成為鎂光燈追逐的焦點，各家新聞媒體無不使出渾身解數進行「獨家訪問」。之後，機組員出現在佛羅里達坦帕灣的超級盃球場，全場七萬名觀眾都起立為他們喝采。但你發現，要報導什麼，媒體早就想好了。他們不想談什麼團隊精神或程序，只問薩伯如何利用當年在空軍駕駛戰鬥機的經驗，漂亮完成這次的迫降任務。

薩伯說：「我在空軍服役已經是八百年前的事了。開古老的戰鬥機和開現代的民航機完全是兩碼子事。」

似乎我們還不了解這次的救命任務是如何達成的。

清單並不是死的

全美這次迫降的飛機是歐洲生產的A三二〇雙引擎空中巴士。飛機在下午三點二十五分，一個晴朗、寒冷的下午起飛，準備飛往北卡羅萊納的夏洛特市。副機長是史蓋爾斯（Jeffrey Skiles）。當時主飛的是史蓋爾斯，機長薩伯則負責與塔台連絡、監看電腦和儀表板。這兩位機師是第一次合作。雖然兩人都一樣經驗豐富，總飛行時數差不多，但史蓋爾斯過去開的幾乎都是波音七三七型的飛機，最近因為企業組織精簡，才被調來改開A三二〇空中巴士。你或許會想，既然這兩位都是老經驗，應該沒有解決不了的問題。其實不然。試想，如果你要上法庭，你有兩位老律師，但他們互不認識，在開庭前一刻才碰面，或是一支籃球隊在兩位頂尖教練的帶領下進入球場中央，準備進行冠軍爭霸賽，而那兩位教練以前根本沒見過面。雖然可能沒問題，然而還是給人凶多吉少的感覺。

然而這兩位機師啟動引擎之後，就嚴守紀律，開始執行清單——這種做法在其他行業就很少見了。他們先向彼此和其他機組員自我介紹，然後進行短短的簡報，討論此次飛行計畫、可能會出現的問題及如何處理。只要花個幾分鐘檢查與溝通，他們不但對飛機有信心，也成為一個合作無間的團隊，積極準備接下來的飛行任務。

也許這些機組員可以取巧，跳過一些步驟，但他們沒有這麼做。所有機組員的飛行經驗加起來已超過一百五十年。換言之，這個小組總計已執行清單長達一百五十年。飛機不斷更新，他們每年也必須回飛行模擬器再練習。這次航班的機組員以前從未碰過飛行事故，也希望直到自己退休的那一天都不要碰上。他們認為飛機出事的機率極低，比手術、投資、訴訟等更不會出問題。不管如何，那天他們還是按照清單確認了每一個項目。

不見得所有的機組員都會這麼做。至少，在七〇年代，有些機師就很草率，清單設計得再好都沒用。他們會說：「我從來沒出過問題啊！」或是：「很好，可以走了。」要不然就是說：「我是機長。這是我的飛機。你別浪費我寶貴的時間了。」一九七七年荷蘭航空與泛美的飛機在跑道上互撞就是一個最好的例子。這可說是飛行史上最慘重的空難，兩架波音七四七在加納利群島中的特內里夫島上機場起飛的時候，因為濃霧視線不清，因而在跑道上高速互撞。總計，包括機組員和乘客，兩架飛機共有五百八十三人喪生。荷航四八〇五航班的機長誤解塔台的指示，以為已得到授權起飛，在塔台仍未放行之下已在跑道上滑行，準備起飛。雖然第二副機長曾提出質疑，認為塔台指示不明，機長仍執意起飛，不知前一班的泛美航班還沒飛走。

第二副機長問機長：「泛美是不是還沒走？」

「飛走了啦！」機長堅持該他們起飛了，於是繼續在跑道上加速。

機長錯了！泛美的飛機就在前方的跑道上。第二副機長雖然有疑慮，但機長很強勢，他說了算。如果機長願意聽第二副機長說的，就會暫停，與塔台連絡看到底能不能飛，也就能避免這次悲劇。但機長一意孤行，才離地三十公尺就撞上泛美客機的機身中段，隨即爆炸焚毀。

很多人都擔心完全照標準流程來做，等於墨守成規，不知變通。他們認為低下頭去看清單，就表示不會透過擋風玻璃往外看，碰到問題，也不會應變。其實，恰恰相反，你把繁瑣但不得疏忽的程序交給清單，照著做就行了，你的大腦可以做更重要而困難的事，例如思考緊急降落的地點。你不必老想著升降舵是否已經解鎖？病人是不是及時接受了抗生素注射？經理人是不是已出脫持股？

在我看過的飛行清單中，最值得一提的是賽斯納飛機公司的引擎故障清單。賽斯納生產了很多單引擎、單人駕駛的輕型飛機。如果碰到全美航班被鳥群撞擊的狀況，引擎起火、故障，就必須根據包含六個項目的清單，如燃油關閉閥必須轉到「開」，並打開備用燃油幫浦。我很驚訝，第一點居然是：開飛機。由於在引擎故障那一刻，飛行員驚惶失措，急著想要讓引擎重新啟動，因此忘了要怎麼開飛機了。因此，清單或規程並不是死的，而是像救生索，在千鈞一髮之際提醒你要怎麼做才能脫離險境。

現代英雄的典範

全美航空一五四九航班起飛才九十秒，飛機高度只有一千公尺左右，突然撞上一大群加拿大鵝。薩林伯格當下的反應是閃避，然而已經來不及了。座艙的通話紀錄器也錄到鵝撞到擋風玻璃和引擎的巨響。根據後來的報導，飛機撞上鳥群很常見，但都沒事，全美航空這次兩具引擎都被撞掛，實屬罕見。問題在於，加拿大鵝重達四、五公斤，比大多數的鳥類大很多，沒有引擎能承受。因此噴射引擎設計成只要有大型鳥類被捲進就停止運轉，不會爆炸，也不會碎裂，以免破壞機翼或傷及機上乘客。這架A三二〇的兩具引擎至少有三隻鵝卡在裡面，因此立刻失去動力。

在這一刻，薩伯做了兩個重要決定：首先，換自己主飛；其次，在哈德遜河上迫降。看來，他們也只能這麼做。不到一分鐘，他們就知道靠飛機本身的動力無法返回拉瓜底亞機場，或照航管中心的指示飛到哈德遜河對岸的泰特波羅機場，只能迫降。雖然薩伯和史蓋爾斯都有數十年的飛行經驗，以駕駛A三二〇而言，還是薩伯比較熟悉。接著，他們必須小心不要撞上曼哈頓的高樓。眼看喬治華盛頓大橋已出現在左手邊的窗口。薩伯說：「這是我的飛機，讓我來吧。」他把手放在推拉桿上，換他主飛。

「你來開。」史蓋爾斯回答。接著，用不著說什麼，他們已曉得該怎麼做。起飛前的準備已使他們成為一個團隊。薩伯尋找降落點，而史蓋爾斯則照引擎故障清單行事，看是不是能重新啟動引擎。由於薩伯和史蓋爾斯正全神貫注，分頭執行任務，座艙內靜悄悄的。這時因為已經接近地面，地面迫近警告系統一直傳來這麼一個聲音：「拉升！拉升！拉升！拉升！」

這兩個人的角色都很重要，缺一不可。由於今日飛機非常複雜，正副機長的工作同等吃重，就像手術醫師和麻醉科醫師的關係。全美航空這次能夠應變的時間只有三分三十秒。如果他們能重新啟動一個引擎，飛機就能恢復動力，史蓋爾斯緊盯著引擎故障清單，希望趕快解決引擎的問題。然而，他們不知引擎損害的程度，於是史蓋爾斯努力重新啟動兩個引擎，看是不是動得了。事後，飛安事故調查人員表示，在短短兩、三分鐘之內要重新啟動引擎實在非常困難，甚至連飛行模擬器也難以做到。但史蓋爾斯也沒忽略迫降的可能。他無法執行清單的每一個項目，最後還是發送遇險呼救訊號，準備緊急迫降。

「襟翼張開了嗎？」薩伯問。

「張開了。」史蓋爾斯回答。

於是，薩伯專心滑翔。身兼飛行員的記者朗懷許（Langewiesche）後來在一篇報導提到，那架飛機的線控系統能增加飛機的穩定性，幫助飛機駕駛順利滑降。在線控系統的指引下，電子儀表板出現一個綠點，那就是最佳降落點。薩伯也得注意滑降角度，以免一頭栽進河裡。線控系統還幫他們找到一個附近有船的降落點，使乘客能就近獲救。

最後，在接觸到水面之時，機長還得盡可能使機翼與水面平行。

這時，機艙內的三位空服員戴爾、丹特與威爾希也按照程序來處理這個緊急狀況。由於迫降的衝擊力很大，她們要乘客頭低下去、雙手緊抱雙腿。降落之後，她們看到窗外的河水，立刻要求乘客穿上救生衣。飛機一停下來，就打開緊急出口，要乘客別管隨身行李，趕快撤離。在飛機後方的威爾希要爬出機艙時，冰冷的河水已從機身破洞湧入，淹到她的胸口。雖然四個緊急出口只有兩個可用，但空服員合作無間，在三分鐘內就讓所有乘客都逃出機艙。

薩伯到機艙檢查，評估飛機受損情況。史蓋爾斯則留在座艙，執行撤離清單，例如檢查看有無火災的危險，完成之後才離開。這時，救難船隊也已趕到，把乘客和空服員接走。由於油箱有一部分是空的，飛機仍能飄浮在河面上，不至於沉下去。薩伯還有時間做最後的檢查。他巡視了每一排走道，確定沒有人留在飛機上，才離開機艙。

從迫降到逃生，整個過程非常順利。薩伯說：「飛機降落之後，我和副機長史蓋爾斯幾乎同時轉身，面對面，開口說：『情況沒有我想的那麼糟嘛。』」

因此，在這次的事故當中，誰才是英雄？當然，運氣也很重要。幸好這次發生在白天，機師才看得到安全的降落點。河上剛好有很多船隻可以前來救援，以免乘客在冰冷的河上凍死。飛機遭到鳥擊的時候已飛到相當的高度，不至於撞上喬治華盛頓大橋。再者，飛機是順流降落，而非逆流或在海上迫降，得以減少降落的衝擊力。

就算他們這次運氣好，那天還是可能因為種種錯誤而無法逃過一劫。全美航空一五四九航班在緊要關頭嚴守標準流程，知道什麼時候可以隨機應變，臨危不亂，也就能夠應付這個既複雜又危險的狀況。早在發生這種事件之前，他們已做好應做的準備，而且培養出團隊精神。這就是他們的過人之處，現代英雄的典範正是如此。

何不試試清單？

所有的專業領域都有自己的職業定義和行為準則，以實現理想、完成職責。這些行為準則有的有明文規定，有的雖然沒有，但大家都知道是什麼，一般而言至少有三個共同的特點。

第一是無私：不管我們的職業是醫師、律師、教師、官員、士兵或是飛行員，都必須承擔對他人的責任，把他人的需要放在一己的欲望之上。其次是技術，我們必須具備專門的知識與技藝，精益求益。第三則是信賴：我們必須做個負責任的人，讓別人信賴。

但在飛行界，還有第四點，那就是紀律：嚴格遵守標準流程並與他人密切合作。這種精神在其他行業很少見，就連在醫護人員身上也很難看到這一點。醫師看重的是個人表現和自主權，似乎和紀律剛好相反。然而，現代醫療已變得相當複雜，往往需要多位臨床醫師一起合作，加上各種技術與知識，不是單單一個醫師可以面對的。我們追求的，與其說是卓越的表現，不如說是安全——以病人的安全做為最高指導原則。因此，我們這一行的行為準則已從自主轉變為「共治」。我們需要的，不只是和善地對待同事，注重溝通，更需要一起在紀律的要求下工作。

紀律很難養成，比讓人信賴、擁有技術難，也許也比無私更難。每一個人天生都有許多缺點，而且常會變來變去，連要求自己在正餐之外別貪吃零食都很難做到。人人喜歡新奇與興奮，討厭紀律與細節。換言之，我們在紀律方面還需多加努力。

或許這就是為何航空界長久以來要用各種方式把紀律化為行為準則的原因。起飛前清單本來只是三〇年代幾個軍方飛行員設計出來的，但看到清單的功效之後，整個行業都奉為圭臬。在美國，只要發生飛安事故，國家運輸安全委員會都會進行獨立調查，找出原因，並提供改良建議。美國法律條文甚至規定各航空公司必須把這些建議化為清單，以免發生同樣的錯誤。

為了防止清單變成僵化的命令，成為阻礙而非助力，即使是最簡單的清單也需要經常更新、修訂。這也就是為何飛機製造公司每一次發布清單都會加上日期，也就是使清單與時並進。最後，清單只是一種協助工具。如果沒能幫得上忙，一定有問題。如果清單是好幫手，何不用用看？

我們向來懂得利用電腦。我們不但可藉由電腦程式防範錯誤，很多事情也都可以交給電腦去做，如運算、處理資料、儲存或傳送資料。科技無疑可以增加我們做事的能力，然而還是有很多東西是科技沒辦法處理的，像是應付無法預期的事、面對變化莫測的情況、興建摩天大樓，或是進行救命手術。上面這些狀況更可能因為科技的介入而變得更複雜，帶來種種新的考驗。

現代生活的一大特點就是對系統的倚賴，包括人與科技組合起來的系統。而我們最大的困難就是如何使這個系統運作。例如，如果我希望我的病人得到最好的照護，不是我一個人做好就行了，還需要整個醫療系統的支援。波士頓醫療品質促進會的會長白維克（Donald Berwick）指出，醫療就像汽車，光是有最好的零件還不夠。

但我們總是希望擁有最好的零件——最好的藥物、最好的儀器、最好的專科醫師——卻忽略了如何使這些零件相合，成為一個完美的整體。白維克又說：「了解醫療系統的人都知道，最好的零件未必代表最好的系統。」他曾打個有趣的比方：如果我們擁有法拉利的引擎、保時捷的剎車、BMW的懸吊系統，加上Volvo的車身，把這些組裝起來就成了全世界最夢幻的汽車了嗎？「那只是一堆昂貴的垃圾，連一部像樣的車都談不上。」

但是，這正是今天醫療系統的寫照。我們擁有一年掌握三百億美元預算的國家衛生研究院，致力於醫學研究，卻沒有國家醫療系統改革研究所來監督醫界是否把醫學研究的成果融入實際的醫療過程，也沒有類似國家運輸安全委員會的機構針對醫療事故進行調查，更沒有像波音那樣的公司不斷研製清單，更別提每一個月追蹤病人接受治療的結果。

當然，這不單單是醫界的問題，也沒有人孜孜不倦地研究教育界、金融界，或政府計畫常發生的問題。我們還沒能從一再出現的錯誤中找出一定的類型，並提出修正辦法。

這不是不可為，問題在我們是否願意去做。我們都被失敗的陰影糾纏過，因為自己的疏忽或明顯的錯誤自責不已。我們心想，除了再認真一點、再努力防範、事後盡量彌補，還能如何？幾十年前面對二九九型轟炸機的飛行員也是，由於這架飛機極其複雜，恐怕沒有人會開。那些飛行員可能這麼想：那就再加強技術訓練吧，一定是技術太爛才會出事。但他們接受自己的弱點，了悟以簡馭繁之道，最後以清單來克服了考驗。

在這個複雜的世界之中，我們其實別無選擇。如果你仔細看，再怎麼厲害、強悍的球員，也有失手的時候。只要你能看出這點，也知道你將為錯誤付出的代價，就是該想想別的辦法的時候了。

何不試試清單？

CHECKLIST

9 救命

團隊成員合作無間，為我和病人爭取寶貴的時間。
病人輸了三十袋以上的血，
失去的血液大約是原來全身血液的三倍。
不久，我和血管外科醫師修補好下腔靜脈的裂口，
接著，我們也把心臟縫合好。海格曼先生終於逃過一死。

二〇〇七年秋天，我們的清單差不多成形的時候，我開始在自己的手術使用。我這麼做，不是因為非用清單不可，而是要確定這東西真的可以派上用場。另一個原因是，我不想當一個光說不練的人。我們即將在全球八個城市的醫院測試，我最好自己也實踐一下。但是，如果你要我回答：在我為病人開刀的時候，會不會因為使用清單而有不同的結果？如果你把我綁起來，威脅我，要我說實話，不然就會在沒麻醉之下切下我的盲腸，說實在的，我覺得應該沒什麼差別。

結果，清單上路之後，我才發現即使是我自己的手術也漏洞連連，真是令人難為情。就拿上個禮拜來說，我們總共在五檯手術當中發現三個疏失。

有一次，就在劃刀的前一刻，我才知道還沒給病人打抗生素。這樣的疏失在開刀房可說司空見慣。麻醉小組當時因為狀況很多，應接不暇，一下子找不到可以打點滴的靜脈，一下子發現監視器的畫面不穩，一直在抖動，於是就漏打了。還好護士叫停，進行劃刀前的查核項目，我們才發現這點。

「方才六十分鐘內，病人是否接受抗生素注射？」我照著我貼在牆上的清單海報大聲問道。

「噢，還沒，好，我馬上打。」麻醉科住院醫師回答。

我們靜靜地等了一分鐘，讓藥物進入病人體內，刷手護士才把手術刀遞給我。

我還有一個病人術前已經特別聲明她不要打抗生素。她說，抗生素會讓她腸胃不舒服，而且容易陰道感染。雖然她了解術前打抗生素的好處，但以她的手術而言，傷口細菌感染的機率很低，大約只有一%，因此她願意冒險。由於我們已經習慣自動給病人抗生素，儘管她聲明不要，我們還是差點幫她打了。第一次是在麻醉前，病人自己發現這個錯誤，提醒我們。第二次則是在麻醉後、劃刀前，清單及時攔截的。我重新拿起手術刀準備劃刀前，暫停了一下，問說有沒有什麼問題。護士說，這個病人不要打抗生素。麻醉科主治醫師很驚訝，因為她剛走進開刀房，沒聽到我們先前的討論，正準備在病人的點滴中加上抗生素。

第三個疏失則發生在一位六十多歲的女病人身上。由於她的甲狀腺可能長了惡性腫瘤，決定切除一半的甲狀腺組織。她以前身體很差，需要吃很多藥，而且菸癮很大，但幾年前戒了菸，現在似乎健康良好，一連爬兩段樓梯也不會氣喘吁吁或胸痛。我用聽診器為她聽診，發現她的肺聽起來很乾淨，沒有喘鳴聲，病歷上也沒有任何肺部疾病的記載。但在術前，麻醉科醫師去看她，她才提起前兩次手術術後有呼吸困難的問題，出院後在家休養時足足吸了好幾個禮拜的氧氣，有一次甚至被送進加護病房。

這可不是小問題。然而，只有麻醉科醫師曉得，我一直不知道，直到我們使用術前清單，我問有什麼問題，麻醉科醫師才提出疑問：由於她以前手術曾有呼吸方面的問題，這次為何不讓她在術後留觀久一點？

「什麼呼吸問題？」我問。麻醉科醫師這才說出緣由。我們立刻安排，讓病人在恢復室待久一點，以觀察術後情況。此外，我們也讓她在手術中及術後使用吸入器，以避免呼吸問題。結果很理想，這次出院之後她就不需要氧氣治療了。

即使一檯手術再平常，病人還是可能出問題。然而，只要清單在手，我們就可防範藥物過敏、器械問題、用藥問題或是切片檢體標示錯誤。(「錯了！這個檢體是右側切下來的，那個才是左側切下來的。」)我們的手術計畫可以更周全，也能準備得更好。如果沒有清單，不知我們會有多少疏失，為病人造成多大的傷害！

還有一個病人，他的救命恩人就是手術清單。我們姑且叫他海格曼先生。他現年五十三歲，有兩個孩子，是波士頓一家公司的老闆，因右腎上腺髓質組織出現罕見的嗜鉻細胞瘤，因此必須開刀切除。這種惡性腫瘤會陣發性的分泌出腎上腺素，引起突發性血壓升高，出現頭痛、頭暈、心跳過速等症狀，嚴重時可能會導致中風和高血壓性腦病變，然而並不容易切除乾淨。近幾年，我除了看一般外科，由於對內分泌外科有濃厚興趣，於是設法在這個領域精進。到目前為止，我已經為四十位病人切除腎上腺惡性腫瘤，無一人出現併發症。因此，海格曼先生找我診治時我很有自信，認為可以為他解除這個心腹大患。

然而，我還是必須向他解釋，這種手術可能會出現嚴重的併發症，最大的難關就是從下腔靜脈的後面切除腎上腺時，可能傷及下腔靜脈引起大出血，危及性命。不過，我也為他打氣，別太緊張，出現這種狀況的機率很小。

清單救了我的病人一命

然而，一旦你踏入開刀房，為病人手術，要不是沒有併發症，就是出現併發症，沒有模糊地帶。這位海格曼先生剛好是後者。

我在海格曼先生體內置入光纖攝影機，進行腹腔鏡腫瘤切除術。一開始還很順利，我把肝臟撐起，在下方找到那團軟軟的、暗黃色的腫瘤，看起來就像水煮蛋的蛋黃，接著開始把這一團切下來，雖然費工，但似乎沒特別難纏。就在腫瘤即將切下來那一刻，我傷到了病人的下腔靜脈。

我暗叫一聲：慘了！由於下腔靜脈直接連到心臟，我可能也戳到了病人的心臟。不到六十秒，病人腹腔就漲滿鮮血，心臟停止。我立刻把他的胸腔和腹部切開，用手為他做心臟按摩，把血流送到他的腦部：一、二、三，用力壓，一、二、三，用力壓。住院醫師幫我按住下腔靜脈，免得血液繼續噴流。我可以感覺到我手中的心臟變得軟趴趴的。

完了，我想我們救不回海格曼先生了。他已死在我刀下。可是我們在一開始就執行過清單。我記得曾和手術團隊討論到備血的問題，當時我說：「應該不會出多少血，頂多一百CC吧。」我自信滿滿，也很期待有這個上場表現的機會。但我還是把該有的顧慮講清楚：「由於腫瘤緊貼下腔靜脈，理論上還是要考慮到大出血的可能。」護士聽我這麼一說，則在備血的查核項目打勾，請血庫準備好四袋血，以防萬一。

要不是準備好的這四袋血，我的病人大概真的沒救了。如果我們沒執行清單，沒提出備血的要求，就會來不及輸血。所以，這次清單救了我的病人一命。

此外，清單凝聚的團隊精神也大有幫助。在我們進行手術之前，所有的成員包括麻醉科醫師、麻醉護理師、外科住院醫師、刷手護士、流動護士和見習醫學生，我只和其中兩位共事過，比較熟的也只有外科住院醫師。我們按照清單的要求自我介紹：「我是外科主治醫師葛文德。」「我是外科住院醫師巴福。」「我是護士馬珊。」……你可以感覺到每一個人都變得全神貫注。我們接著核對病人手圈上的姓名，然後進行術前簡報。麻醉科醫師和護士都說，沒什麼特別的問題需要提出的。我們確定病人打了抗生素，幫他覆蓋電毯，為他穿上預防血栓的腳套。在剛踏入開刀房之時，我們還是陌生人，到我的手術刀切入病人皮膚那一刻，我們已經成了患難與共的團隊。

後來，在我切到病人下腔靜脈那個時候，每一個人都保持鎮定。流動護士立刻叫人去血庫取血。血到了，麻醉科醫師就開始一袋一袋地輸。我需要任何器械，有人馬上遞給我。血管外科醫師聽到了我們的呼叫，隨即趕來協助。麻醉科醫師等人不斷給病人輸液和輸血，並請血庫待命。團隊成員合作無間，為我和病人爭取寶貴的時間。結果，這個病人輸了三十袋以上的血，失去的血液大約是原來全身血液的三倍。我們也緊盯監視器，注意他的血壓。他的心臟在我的按壓之下仍可維持血液循環。不久，我和血管外科醫師修補好下腔靜脈的裂口，病人的心臟終於可以自行跳動。接著，我們也把心臟縫合好。海格曼先生終於逃過一死。

然而，我無法說海格曼先生平安無事。由於低血壓時間過長，他的視神經受損，一隻眼睛差不多等於瞎了，且術後多日一直仰賴人工呼吸器，之後休養了好幾個月，不能工作。這一切都是我害的，我自責不已。雖然我已向他道歉，繼續像平日一樣看診、開刀，但很久之後才擺脫心中的陰影。每次我做腎上腺腫瘤切除術，就會不由得想起海格曼先生。這個前車之鑑給我很大的負擔。之後，我努力使我的開刀技術更純熟，也想盡種種辦法看如何能避免下腔靜脈被切到，以免這樣的災禍重演。

這次的手術經歷也讓我打從心底感謝清單。要是沒有這張清單，後果如何，我實在不敢想像。如果不是因為清單的提醒，我恐怕得走到家屬休息室，告訴海格曼太太，她先生在手術檯上死亡的噩耗。

不久前，我和海格曼先生連絡。他說，他把原來的公司賣了，大賺一票，現在正準備好好整頓另一家公司。現在，他一週慢跑三天，甚至可以開車了。

「雖然我有一隻眼睛看不到，但我會小心，沒問題的啦。」他說。

他語氣平和，似乎沒有絲毫的痛苦或憤怒。有這樣胸襟的人實在少見。

「只要能活下來就謝天謝地了。」他說。我問，他願意讓我在書中披露他的故事嗎？

「好啊，」他說：「這是我的榮幸。」

國家圖書館出版品預行編目 (CIP) 資料

清單革命：不犯錯的祕密武器 / 葛文德 (Atul Gawande) 著；廖月娟譯 . -- 第一版 . -- 臺北市：遠見天下文化 , 2018.09
面；公分 . -- (財經企管 ; 650)
譯　自：The checklist manifesto : how to get things right
ISBN 978-986-479-552-9(平裝)

1. 健康照護體系 2. 品質管理

419.5　　107016589

財經企管 BCB650

清單革命：不犯錯的祕密武器
The Checklist Manifesto: How to Get Things Right

作者 — 葛文德（Atul Gawande）
譯者 — 廖月娟

總編輯 — 吳佩穎
責任編輯 — 鄭惟和（特約）、李宜芬、陳珮真
封面設計 — 陳亭羽

出版者 — 遠見天下文化出版股份有限公司
創辦人 — 高希均、王力行
遠見・天下文化 事業群董事長 — 高希均
事業群發行人／CEO — 王力行
天下文化社長 — 林天來
天下文化總經理 — 林芳燕
國際事務開發部兼版權中心總監 — 潘欣
法律顧問 — 理律法律事務所陳長文律師
著作權顧問 — 魏啟翔律師
社址 — 台北市 104 松江路 93 巷 1 號 2 樓
讀者服務專線 —（02）2662-0012
傳　真 —（02）2662-0007；2662-0009
電子信箱 — cwpc@cwgv.com.tw
直接郵撥帳號 — 1326703-6 號　遠見天下文化出版股份有限公司

電腦排版 — 立全電腦印前排版有限公司
製版廠 — 東豪印刷事業有限公司
印刷廠 — 祥峰印刷事業有限公司
裝訂廠 — 聿成裝訂股份有限公司
登記證 — 局版台業字第 2517 號
總經銷 — 大和書報圖書股份有限公司　電話／(02)8990-2588
出版日期 — 2018 年 9 月 28 日第一版第 1 次印行
　　　　　2023 年 4 月 14 日第一版第 6 次印行

◎ 本書原書名為《檢查表：不犯錯的祕密武器》

定價 — 350 元
ISBN — 978-986-479-552-9
書號 — BCB650
天下文化官網 — bookzone.cwgv.com.tw

天下文化

BELIEVE IN READING